GUIDE DU LARYNGECTOMISÉ

Itzhak Brook, MD, MSc

Copyright © 2019 Itzhak Brook M.D. All rights reserved.

ISBN: 9781796517064

TABLE DES MATIÈRES

Introduction 7

Chapitre 1 : Diagnostic et traitement du cancer du larynx 9

Chapitre 2 : La chirurgie : types de laryngectomie, résultats, traitement de la douleur, obtenir un deuxième avis……………………………………………………………………………17

Chapitre 3 : Effets secondaires de la radiothérapie pour le cancer de la tête et du cou 22

Chapitre 4 : Effets secondaires de la chimiothérapie pour le cancer de la tête et du cou..... 34

Chapitre 5 : Lymphœdème, tuméfaction cervicale et anesthésie après la radiothérapie et la chirurgie…………………………………………………………………………………...37

Chapitre 6 : Méthodes pour parler après une laryngectomie…….............................. 43

Chapitre 7 : Mucus et soins respiratoires 52

Chapitre 8 : Soins de la stomie……………………………………………………… 58

Chapitre 9 : Échangeur de chaleur et humidité (ECH) 63

Chapitre 10 : Prothèse vocale et voix trachéo-œsophagienne.................................71

Chapitre 11 : Manger, avaler et sentir ………………………………………………… 82

Chapitre 12 : Problèmes médicaux après irradiation et chirurgie : prise en charge de la douleur, propagation du cancer, hypoithyroïdie et prévention des erreurs médicales………………. 96

Chapitre 13 : Prévention : suivi, arrêt du tabac et vaccination................................. 105

Chapitre 14 : Problèmes dentaires et traitement par oxygène hyperbare…………………. 110

Chapitre 15 : Questions psychologiques : dépression, suicide, incertitude, partage du diagnostic, les soignants et sources de ssupport………………………………………… 115

Chapitre 16 : Utilisation des CT scans, de l'IRM et de la TEP dans le diagnostic et le suivi du cancer 127

Chapitre 17 : Soins urgents, réanimation cardio-pulmonaire et anesthésie………………. 130

Chapitre 18 : Voyager en tant que laryngectomisé 140

Addendum 145

A propos de l'auteur... 147

DÉDICACE

Ce livre est dédié à mes compagnons laryngectomisés et à ceux leurs procurant des soins pour leur courage et leur persévérance.

REMERCIEMENTS

Je remercie pour leur traduction et leur assistance éditoriale :

Professeur Dr. Pavel Dulguerov

Centre d'Otorhinolaryngologie, Maxillo-Facial et de chirurgie de la tête et du cou

Hôpital de la Tour

Genève, Suisse

Dr. Claudine Gysin

Division de pédiatrie Otolaryngologique, Hôpital Universitaire des Enfants

Zurich, Suisse

Michel JL Pommier, laryngectomisé

Joyce Reback Brook, et

Carole Kaminsky

MENTION LÉGALE

Dr Brook n'est pas un expert en otorhinolaryngologie et en chirurgie Cervico-faciale. Ce guide n'est pas un substitut pour des soins médicaux par les professionnels de la santé.

Les images 1 et 2, les figures 1 à 5 ainsi que la page de couverture sont publiées avec la permission d'Atos Medical Inc. Les image 7 sont publiées avec la permission d'Ceredas.

Introduction

Je suis un médecin qui est devenu un laryngectomisé en 2008. J'ai été diagnostiqué avec un cancer du larynx en 2006 qui a été initialement traité avec de la radiothérapie. Lors d'une récidive deux ans plus tard, mes médecins ont recommandé une laryngectomie totale comme la meilleure assurance pour éradiquer le cancer. Comme j'écris ceci, plus de cinq ans se sont écoulées depuis mon opération et il n'y a eu aucun signe de récidive.

Après être devenu un laryngectomisé, j'ai réalisé l'ampleur des défis rencontrés par les nouveaux laryngectomisés dans l'apprentissage des soins qu'ils doivent se prodiguer eux-mêmes. Surmonter ces défis exige la maîtrise de nouvelles techniques dans la prise en charge de ses voies respiratoires, le traitement à vie des effets secondaires de la radiothérapie et autres traitements, l'acceptation des résultats des chirurgies, de faire face à des incertitudes sur l'avenir et de lutter avec des problèmes psychologiques, sociaux, médicaux et dentaires. J'ai aussi appris les difficultés de vivre comme un survivant du cancer de la tête et du cou. Ce cancer et ses traitements affectent certaines des fonctions humaines les plus élémentaires, comme la communication, la nutrition et les interactions sociales.

Alors que j'apprenais à faire face à la vie en tant que laryngectomisé, je me suis rendu compte que les solutions à de nombreux problèmes n'étaient pas seulement basées sur la médecine et la science, mais aussi sur l'expérience, ainsi que sur des essais et des erreurs. Je me suis également rendu compte que ce qui fonctionne pour une personne n'est pas toujours adéquat pour une autre. Parce que les antécédents médicaux de chaque personne, son anatomie et sa personnalité sont différents, les solutions le sont également. Cependant, certains principes généraux de soins sont utiles à la plupart des laryngectomisés. J'ai eu la chance de bénéficier des conseils de médecins, d'orthophonistes et d'autres laryngectomisés alors que j'apprenais à prendre soin de moi et à surmonter la myriade de défis quotidiens.

Je me suis progressivement rendu compte que les laryngectomisés, qu'ils soient nouveaux ou anciens pourraient probablement améliorer leur qualité de vie s'ils apprenaient à mieux prendre soin d'eux-mêmes. À cette fin, j'ai créé un site Web (http://dribrook.blogspot.com/) pour aider les laryngectomisés et d'autres personnes atteintes d'un cancer de la tête et du cou. Le site traite des questions médicales, dentaires et psychologiques et contient également des liens vers des vidéos sur le contrôle de la voie aérienne en cas d'urgence et d'autres conférences instructives.

Ce guide pratique est basé sur mon site Web et vise à fournir des informations utiles qui pourraient aider les laryngectomisés et leurs soignants sur des questions médicales, dentaires et psychologiques. Le guide contient des informations sur les effets secondaires de la radiothérapie et de la chimiothérapie, les méthodes pour parler après une laryngectomie, la façon de prendre soin des voies aériennes, de la stomie, des filtres échangeurs de chaleur et d'humidité et de la prothèse vocale. En outre, je traite des difficultés pour manger et avaler, des problèmes médicaux, dentaires, psychologiques, respiratoires et d'anesthésie, ainsi que comment voyager comme laryngectomisé.

Ce guide n'est pas un substitut pour les soins médicaux professionnels, mais j'espère qu'il sera utile pour les laryngectomisés et leurs soignants dans leur vie quotidienne et lors des défis auxquels ils font face.

CHAPITRE 1:

Diagnostic et traitement du cancer du larynx

Aperçu

Les cancers qui commencent dans le larynx sont appelés cancers du larynx; les cancers qui commencent dans la partie de la gorge (pharynx) située autour du larynx sont appelés cancers de l'hypopharynx. Ces cancers sont très proches et les principes de traitement des deux sont similaires et peuvent impliquer une laryngectomie. Bien que la discussion ci-dessous porte sur le cancer du larynx, elle est généralement également applicable au cancer de l'hypopharynx.

Le cancer du larynx se produit lorsque des cellules malignes apparaissent dans le larynx. Le larynx contient les cordes vocales (ou plis) qui, en vibrant, génèrent des sons qui créent une voix audible lorsque les vibrations se propagent à travers la gorge, la bouche et le nez.

Le larynx est divisé en trois régions anatomiques: la glotte (au milieu du larynx, comprenant les cordes vocales); la sus-glotte (dans la partie supérieure, comprenant l'épiglotte, les aryténoïdes, les replis ary-épiglottiques et les fausses cordes); et la sous-glotte (la partie inférieure fond du larynx) (Figure 1). Bien que le cancer puisse se développer dans n'importe quelle partie du larynx, la plupart des cancers du larynx proviennent de la glotte. Les cancers sus-glottiques sont un peu moins fréquents et les tumeurs sous-glottiques sont rares.

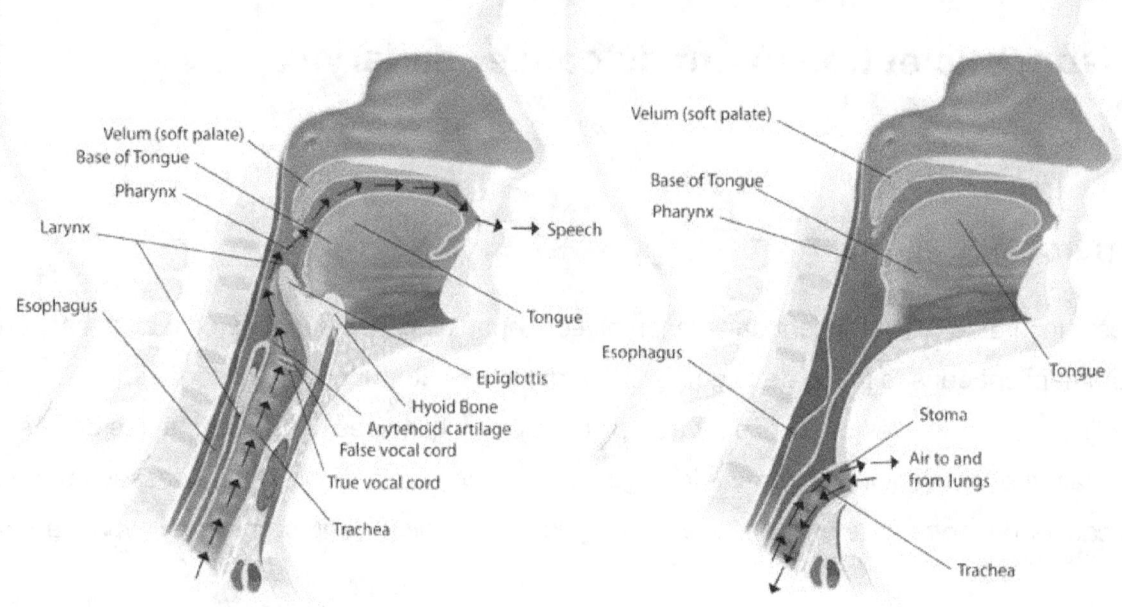

Figure 1: Anatomie avant et après laryngectomie

Le cancer du larynx et de l'hypopharynx peut se propager par extension directe aux structures adjacentes, par métastases aux ganglions lymphatiques régionaux du cou, ou plus loin, à travers le flux sanguin vers d'autres endroits du corps. Les métastases à distance des poumons et du foie sont les moins rares. Les carcinomes épidermoïdes représentent 90-95% des cancers du larynx et de l'hypopharynx.

Le tabagisme et la consommation importante d'alcool sont les principaux facteurs de risque du cancer laryngé. L'exposition au virus du papillome humain (HPV) est principalement associée au cancer de l'oropharynx et, dans une moindre mesure, à celle du larynx et de l'hypopharynx.

Il y a environ 50.000 à 60.000 laryngectomisés aux États-Unis. Selon la « Surveillance Epidemiology and End Results » (SEER) Cancer Statistics Review du National Cancer Institute, environ 12.250 hommes et femmes sont diagnostiqués avec le cancer du larynx chaque année. Selon l'Agence Internationale de Recherche contre le Cancer (IARC – www.iarc.fr) l'incidence du cancer de la tête et du cou est de 23 par 1 million dans le monde et pour les pays francophones: 27/1M au Canada, 54/1M en Belgique, 50/1M en France et 47/1M en Suisse. Le nombre de nouveaux laryngectomisés a diminué principalement parce que moins de gens fument et les nouvelles approches thérapeutiques peuvent épargner le larynx.

Diagnostic

Les symptômes et signes du cancer du larynx sont :

- Bruits respiratoires anormaux (aigus)
- Toux chronique (avec ou sans crachats de sang)
- Difficultés à avaler
- Une sensation de boule dans la gorge
- Voix anormale (rauque, enrouée, etc) qui ne s'améliore pas après 2-3 semaines
- Douleur dans le cou et dans l'oreille
- Maux de gorge qui ne s'améliorent pas après 1-2 semaines, malgré un traitement antibiotique
- Masse ou tuméfaction cervicale
- Perte de poids involontaire

Les symptômes associés au cancer du larynx dépendent de son emplacement. L'enrouement persistant peut être le premier signe dans les cancers de la glotte. Les symptômes ultérieurs peuvent comprendre la difficulté à avaler, la douleur à l'oreille, la toux chronique parfois accompagnée de crachats sanguinolents et l'enrouement. Les cancers sus-glottiques sont souvent diagnostiqués seulement lorsqu'ils causent une obstruction des voies respiratoires ou des ganglions lymphatiques cervicaux palpables. Les tumeurs sous-glottiques primaires se présentent typiquement avec une voix rauque et des difficultés respiratoires lors d'exercice physique.

Il n'existe pas de test unique capable de diagnostiquer avec précision le cancer. L'évaluation complète d'un patient exige généralement une anamnèse détaillée, un examen physique, ainsi que des tests diagnostiques. De nombreux tests sont nécessaires pour déterminer si une personne a un cancer ou si une autre affection (comme une infection) imite les symptômes du cancer.

Des tests diagnostiques sont utilisés pour confirmer ou infirmer la présence du cancer, surveiller son évolution, planifier le traitement évaluer son efficacité. Dans certains cas, il peut être nécessaire de répéter des tests si l'état d'une personne a changé, si un échantillon prélevé n'était pas de bonne qualité ou si le résultat d'un test anormal doit être confirmé. Les procédures diagnostiques pour le cancer peuvent inclure l'imagerie, les examens de laboratoire, la biopsie tumorale, l'examen endoscopique, la chirurgie ou les tests génétiques.

Les tests et les procédures suivants peuvent être utilisés pour aider à diagnostiquer et à déterminer le stade du cancer laryngé, ce qui influence le choix du traitement:

- Examen physique de la gorge et du cou: cela permet au médecin de palper des ganglions lymphatiques du cou tuméfiés et de voir la gorge en utilisant un petit miroir pour vérifier les anomalies.

- Endoscopie : une procédure lors de laquelle un endoscope (un tube souple illuminé) est inséré par le nez ou la bouche dans les voies aériennes supérieures jusqu'au larynx, permettant à l'examinateur de visualiser directement ces structures.

- Laryngoscopie : une procédure pour examiner le larynx avec un miroir ou un laryngoscope (un tube lumineux rigide).

- CT scan (« computed tomography »): une procédure qui génère une série de radiographies détaillées de parties du corps. Un matériel de contraste injecté dans le sang ou avalé permet une meilleure visualisation des organes et tissus.

- IRM (imagerie par résonance magnétique): une procédure qui utilise un aimant et des ondes radio pour générer une série d'images détaillées de zones à l'intérieur du corps.

- Vidéofluoroscopie ou transit œsophagien: une procédure pour examiner la déglutition, l'œsophage et l'estomac pendant laquelle le patient boit une solution de baryum qui tapisse les muqueuses de la gorge, de l'œsophage et de l'estomac, ce qui permet d'obtenir des images par des rayons X.

- Biopsie : une procédure dans laquelle des échantillons de tissu sont obtenus afin qu'ils soient examinés sous microscope pour vérifier le cancer.

Le potentiel de guérison d'un cancer du larynx dépend d'une série de facteurs et notamment de :

- L'étendue de sa propagation (le "stade")
- L'aspect des cellules cancéreuses (le "grade")
- La (les) localisation(s) et taille de la tumeur
- L'âge, le sexe et l'état général du patient

En outre, le tabagisme et la consommation d'alcool diminuent l'efficacité des traitements pour le cancer du larynx. Les patients atteints d'un cancer du larynx qui continuent à fumer et à boire sont moins susceptibles d'être guéris et plus susceptibles de développer une deuxième tumeur.

Traitement du cancer du larynx

Les personnes atteintes d'un cancer du larynx petit ou à un stade précoce peuvent être traitées par chirurgie ou par radiothérapie. Les personnes atteintes d'un cancer du larynx avancé peuvent nécessiter une combinaison de traitements. Cela peut inclure la chirurgie et une combinaison de radiothérapie et de chimiothérapie, généralement administrées en même temps.

La thérapie ciblée est une autre option thérapeutique spécifiquement utilisée en cas de cancer du larynx avancé. Les thérapies ciblées contre le cancer sont administrées en utilisant des médicaments ou d'autres substances qui bloquent la croissance et la propagation du cancer en interférant avec des molécules spécifiques impliquées dans la croissance et la progression tumorale.

Le choix du traitement dépend principalement de la santé générale du patient, de l'emplacement de la tumeur, et si le cancer s'est propagé à d'autres sites.

Une équipe de spécialistes médicaux collabore généralement à la planification du traitement. Ces spécialistes peuvent comprendre:

- des médecins de l'oreille, du nez et de la gorge (oto-rhino-laryngologistes ou ORL)
- des chirurgiens de la tête et du cou
- des oncologues médicaux
- des radio-oncologues

D'autres prestataires de soins de santé qui travaillent en équipe avec les spécialistes peuvent inclure un dentiste, un chirurgien plasticien, un spécialiste de chirurgie reconstructive, un(e) orthophoniste, une infirmière en oncologie, un diététicien et un spécialiste en santé mentale.

Les options thérapeutiques dépendent des facteurs suivants :

- l'extension du cancer (le "stade")
- l'emplacement et la taille de la tumeur
- maintenir la capacité du patient à parler, à manger et à respirer le plus normalement possible
- la présence d'une récidive

L'équipe médicale décrit les choix de traitement disponibles pour le patient, les résultats escomptés, ainsi que les effets secondaires possibles. Les patients doivent examiner attentivement les options disponibles et comprendre comment ces traitements peuvent affecter leur capacité à manger, à avaler et à parler, et si ces traitements vont modifier leur apparence pendant et après le traitement. Le patient et son équipe de soignants peuvent travailler ensemble pour élaborer un plan de traitement répondant aux besoins et aux attentes du patient.

Des soins pour le contrôle de la douleur et d'autres symptômes pouvant diminuer les effets secondaires potentiels et soulager les inquiétudes émotionnelles doivent être disponibles avant, pendant, et après le traitement du cancer.

Les patients doivent être bien informés avant de faire leur choix. Si nécessaire, l'obtention d'un deuxième avis médical et/ou chirurgical est utile. Avoir une personne supportant le patient (membre de la famille ou ami) présente aux discussions avec l'équipe médicale est souhaitable, car elle peut aider le patient à faire un meilleur choix.

Il est suggéré de poser les questions suivantes à l'équipe médicale :

- Quelle est la taille, l'emplacement, la propagation et le stade de la tumeur ?
- Quelles sont les options thérapeutiques ? Comprennent-elles de la chirurgie, de la radiothérapie, de la chimiothérapie ou une combinaison de ces dernières ?
- Quels sont les effets secondaires escomptés, les risques et les avantages de chaque type de traitement ?
- Comment peut-on gérer les effets secondaires ?
- Quel sera le son de la voix avec chacun des traitements ci-dessus ?
- Quelles sont les chances de pouvoir manger normalement ?
- Comment se préparer au traitement ?
- Le traitement nécessitera-t-il une hospitalisation et pour combien de temps ?
- Quel est le coût estimé du traitement et l'assurance le couvrira-t-elle ?
- Comment le traitement influera-t-il sur la vie, le travail et les activités quotidiennes ?

- Est-ce que participer à une étude de recherche (essai clinique) est une bonne option ?

- Le médecin peut-il recommander un expert pour un deuxième avis concernant les options de traitement ?

- À quelle fréquence et pendant combien de temps faudra-t-il faire des suivis ?

CHAPITRE 2 :

La chirurgie : types de laryngectomie, résultats, traitement de la douleur, obtenir un deuxième avis

Le traitement du cancer du larynx inclu souvent une chirurgie. Le chirurgien peut utiliser soit un scalpel soit un laser. La chirurgie au laser est réalisée à l'aide d'un dispositif générant un faisceau intense de lumière qui coupe ou détruit les tissus.

Il existe deux types de chirurgie pour l'ablation du cancer du larynx :

- L'ablation d'une partie du larynx : le chirurgien n'enlève que la partie du larynx envahie par la tumeur.
- L'ablation complète du larynx : le chirurgien enlève tout le larynx et certains tissus adjacents.

Les ganglions lymphatiques qui sont proches ou drainent le site tumoral peuvent également être enlevés pendant l'un ou l'autre type de chirurgie.

Le patient peut avoir besoin de subir une chirurgie reconstructive ou plastique pour reconstruire les tissus touchés. Le chirurgien peut utiliser des tissus d'autres parties du corps pour réparer le site de la chirurgie dans la gorge et/ou le cou. La chirurgie reconstructive ou plastique a parfois lieu dans le même temps opératoire lors de l'ablation du cancer, ou elle peut être réalisée plus tard.

La guérison après la chirurgie prend du temps; le temps nécessaire à la récupération varie selon les individus.

Effets secondaires de la chirurgie

Les principaux résultats de la chirurgie peuvent inclure tout ou partie des éléments suivants :

- tuméfaction (enflure) de la gorge et du cou
- douleurs locales
- fatigue
- production accrue de mucus
- changement de l'apparence physique
- engourdissement, rigidité musculaire et faiblesse
- trachéotomie

La plupart des patients se sentent faibles ou fatigués pendant quelque temps après l'opération, ont le cou gonflé et ressentent des douleurs et de l'inconfort durant les premiers jours après l'intervention. Les analgésiques peuvent soulager certains de ces symptômes (voir gestion de la douleur, page 96).

La chirurgie peut altérer la capacité d'avaler, de manger ou de parler. Cependant, tous ces effets ne sont pas permanents, comme on le verra plus loin dans le guide (voir chapitres 6 et 11). Les patients ne pouvant pas parler après la chirurgie peuvent trouver utile de communiquer en écrivant sur un bloc-notes, une ardoise (par exemple, une ardoise magique), un téléphone portable ou un ordinateur. Avant l'intervention chirurgicale, il peut être utile de faire un enregistrement sur son répondeur téléphonique ou sa boîte vocale afin d'informer les appelants des difficultés prochaines à parler.

Un électrolarynx peut être utilisé pour parler dans les jours suivant l'intervention chirurgicale (voir électrolarynx, page 46). L'électrolarynx avec un tube (paille) placé dans la bouche pour capter les vibrations est préférable à l'électrolarynx avec microphone sur le cou, en raison de la tuméfaction du cou et des sutures.

Se préparer à l'opération

Avant la chirurgie, il est important de discuter soigneusement avec le chirurgien de toutes les options thérapeutiques et chirurgicales disponibles ainsi que de leurs résultats à court et à long terme. Les patients pour lesquels une chirurgie est prévue peuvent être anxieux et être stressés. Il est donc important d'avoir un support pour le patient, comme un membre de la famille ou un ami, présent aux discussions avec le chirurgien. Il est important de demander des explications et de discuter librement toute préoccupation. Il peut être nécessaire d'écouter à plusieurs reprises les explications jusqu'à ce qu'elles soient bien comprises. Il est utile de préparer des questions à poser au chirurgien avant la réunion et de noter les informations obtenues.

En plus de la consultation avec le chirurgien, il est également important de consulter ces prestataires médicaux :

- interniste et/ou médecin de famille
- tout spécialiste que l'on voit pour un problème médical particulier (cardiologue, pneumologue, etc.)
- radio-oncologue
- oncologue médical
- anesthésiste
- dentiste
- orthophoniste/logopédiste
- travailleur social
- nutritionniste

Il est également très utile de rencontrer d'autres personnes qui ont déjà subi une laryngectomie. Elles peuvent guider le patient dans ses choix quant aux options de réhabilitation de la voix, partager leurs expériences et fournir soutient émotionnel.

Prendre un deuxième avis

Lorsque vous faites face à un nouveau diagnostic médical qui nécessite de faire un choix entre plusieurs options thérapeutiques, y compris chirurgicales, il est important d'obtenir un deuxième avis. Il peut y avoir différentes approches médicales et chirurgicales et un deuxième (voire même un troisième) avis peut être utile. Il est judicieux d'obtenir l'avis de médecins expérimentés dans ce type de problèmes. Dans beaucoup de situations le traitement est irréversible, de sorte qu'une consultation auprès d'un autre spécialiste est très importante dans le choix du déroulement du traitement.

Certaines personnes hésitent à demander à être référées afin d'obtenir un deuxième avis auprès d'un autre médecin. D'aucuns craignent que cela ne soit interprété comme un manque de confiance dans leur médecin traitant ou comme l'expression de doutes quant à leur compétence. La plupart des médecins encouragent leurs patients à obtenir un deuxième avis et ne se sentent ni insultés, ni intimidés par une telle demande. De plus, de nombreux assureurs médicaux sont favorables à l'obtention d'un deuxième avis.

Le deuxième médecin peut être d'accord avec le diagnostic du premier médecin et avec le plan de traitement. Inversement, l'autre médecin peut suggérer une approche différente. Dans les deux cas, le patient obtient des informations plus complètes ainsi qu'un sentiment de meilleur contrôle de la situation. Enfin, le patient peut se sentir plus confiant quant aux décisions prises, sachant que toutes les options ont été prises en considération.

Rassembler ses dossiers médicaux et voir un autre médecin peut prendre du temps et demande des efforts. En général, le retard dans l'initiation du traitement ne rendra pas le traitement moins efficace. Cependant, tout retard possible dans la mise en œuvre du traitement devrait être discuté avec le médecin.

Il existe de nombreuses façons de trouver un expert pour un deuxième avis. On peut demander à être référé à un autre spécialiste par son médecin traitant, par une société médicale locale, par un hôpital ou par une université. Bien que les patients atteints de cancer soient souvent pressés de se faire traiter le plus rapidement possible, cela peut valoir la peine d'attendre de recevoir un deuxième avis.

Gestion de la douleur après chirurgie

Le degré de douleur éprouvée après une laryngectomie (ou après toute autre chirurgie de la tête et du cou) est très subjectif, mais, en règle générale, plus la chirurgie est importante, plus le patient ressentira des douleurs. Les procédures de reconstruction, où un tissu (un lambeau) est transposé des muscles de la poitrine, de l'avant-bras, de la cuisse, du jéjunum, ou de l'estomac sont plus susceptibles d'être associés à des douleurs accrues ou prolongées.

Les patients ayant subi une dissection radicale des ganglions du cou lors de la chirurgie peuvent éprouver des douleurs supplémentaires. Actuellement, la majorité des patients subit une "dissection radicale modifiée du cou" avec préservation du nerf accessoire ou spinal. Si le nerf spinal est coupé ou réséqué durant l'intervention, le patient est plus susceptible d'avoir de l'inconfort au niveau de l'épaule et à long terme une perte de l'amplitude des mouvements de l'épaule. Une partie de l'inconfort associé à cette procédure peut être réduite par de l'exercice et de la physiothérapie.

Pour les personnes souffrant de douleurs chroniques après une laryngectomie ou toute autre chirurgie de la tête et du cou, l'évaluation par un spécialiste de la douleur est généralement très utile (voir gestion de la douleur, page 84).

CHAPITRE 3:

Effets secondaires de la radiothérapie pour le cancer de la tête et du cou

La radiothérapie (RT) est souvent utilisée pour traiter le cancer de la tête et du cou. Le but de la RT est de tuer les cellules cancéreuses. Parce que ces cellules se divisent et se développent à un rythme plus rapide que les cellules normales, elles sont plus susceptibles d'être détruites par les rayons. En revanche, bien qu'elles puissent être endommagées, en règle générale les cellules saines guérissent.

Si une RT est recommandée, le radio-oncologue met en place un plan de traitement qui comprend la dose totale de rayonnement à administrer, le nombre de traitements à donner, et leur calendrier. Ce plan de traitement est basé sur le type et l'emplacement de la tumeur, la santé générale du patient ainsi que les autres traitements actuels ou antérieurs.

Les effets secondaires de la RT pour le cancer de la tête et du cou sont divisés en précoces (aigus) et à long terme (chroniques). Les premiers effets secondaires se produisent au cours de la radiothérapie et pendant la période qui suit la fin du traitement (environ 2 à 3 semaines après la fin de la RT). Les effets chroniques peuvent se manifester n'importe quand par la suite, des semaines ou des années plus tard.

Les patients sont généralement plus gênés par les effets précoces de la RT, bien que ceux-ci se résolvent généralement au cours du temps. Toutefois, parce que les effets à long terme peuvent nécessiter des soins à vie, il est important de les reconnaître afin de les prévenir et/ou de faire face à leurs conséquences. La connaissance des effets secondaires des radiations peut permettre leur détection précoce et leur bonne gestion.

Les personnes atteintes d'un cancer de la tête et du cou doivent recevoir des conseils sur l'importance de cesser de fumer. En plus du fait que le tabagisme est un facteur de risque majeur pour le cancer de la tête et du cou, le risque de cancer chez les fumeurs est encore augmenté par la consommation d'alcool. Le tabagisme peut également influencer le pronostic du cancer. Lorsque le tabagisme se poursuit pendant et après la RT, il peut augmenter la sévérité et la durée des réactions muqueuses, aggraver la sécheresse de la bouche (xérostomie) et compromettre le résultat oncologique. Les patients qui continuent à fumer tout en recevant la RT ont un taux de survie à long terme plus faible que ceux qui ne fument pas (voir Prévention : suivi, arrêt du tabac et vaccination, page 109).

1. **Effets secondaires précoces**

Les premiers effets secondaires comprennent une inflammation de la muqueuse oropharyngée (mucite), une déglutition douloureuse (odynophagie), une difficulté à avaler (dysphagie), un enrouement, un manque de salive (xérostomie), une douleur orofaciale, une dermatite, des nausées, des vomissements et une perte de poids. Ces complications peuvent gêner et retarder le traitement. Ces effets secondaires se produisent à des degrés différents chez la plupart des patients et se dissipent généralement au fil du temps.

La sévérité de ces effets secondaires est influencée par la quantité et la méthode par laquelle la RT est administrée, l'emplacement de la tumeur et son extension ainsi que la santé générale du patient et ses habitudes (c'est-à-dire la poursuite du tabagisme et de la consommation d'alcool).

Lésions cutanées

L'irradiation peut causer des effets secondaires cutanés qui ressemblent à un coup de soleil, pouvant encore être aggravés par la chimiothérapie. Il est conseillé d'éviter l'exposition directe au soleil, au vent ou à des irritants chimiques potentiels. L'application locale de lotions ou d'onguents avant la séance de RT est aussi déconseillée car cela peut changer la profondeur de pénétration des rayons. Divers produits de soin pour la peau peuvent être employés pendant la radiothérapie pour la lubrifier et la protéger.

Bouche sèche

La perte de la production de salive (ou xérostomie) est liée à la dose d'irradiation administrée et au volume de tissus salivaires irradiés. Boire suffisamment de liquides adéquats, ainsi que de se rincer et gargariser la bouche avec une solution à faible concentration de sel et de bicarbonate de soude sont utiles pour rafraîchir la bouche, décoller les sécrétions épaisses et soulager une douleur légère. La salive artificielle et le mouillage constant de la bouche avec de l'eau peuvent également être utiles.

Changements du goût

La radiothérapie peut induire des changements de goût ainsi que des douleurs à la langue. Ces effets secondaires peuvent encore diminuer la prise alimentaire. Le goût altéré et la douleur de la langue se dissipent graduellement chez la plupart des patients sur une période de six mois, bien que dans certains cas, le rétablissement du goût soit incomplet. Beaucoup d'individus éprouvent une altération permanente du goût.

Inflammation de la muqueuse oropharyngée (mucite)

L'irradiation et la chimiothérapie endommagent la muqueuse oropharyngée, entraînant une mucite qui se développe graduellement, généralement deux à trois semaines après le début de la RT. Son incidence et sa sévérité dépendent de la taille du champ et de la dose totale de radiothérapie, ainsi que de la dose et de la durée de la chimiothérapie. Une mucite engendre des douleurs et peut interférer avec l'apport alimentaire et la nutrition.

La gestion de la mucite comprend une hygiène bucco-dentaire soignée, une modification diététique et des médicaments topiques (anesthésiques, antiacides, suspension antifongiques). Les aliments épicés, acides, tranchants ou chauds doivent être évités, ainsi que tout alcool. Des infections bactériennes secondaires, virales (p. ex., herpès) et fongiques (p. ex., Candida) sont possibles. Le contrôle de la douleur (à l'aide d'opiacés ou de gabapentine) peut être nécessaire.

Une mucite peut conduire à une carence nutritionnelle. Ceux qui subissent une perte de poids importante ou des épisodes récurrents de déshydratation peuvent nécessiter une alimentation par sonde alimentaire placée dans l'estomac, ou gastrostomie.

Douleurs orofaciales

Les douleurs orofaciales sont fréquentes chez les patients atteints de cancer de la tête et du cou et surviennent chez la moitié des patients avant la RT, chez 80% dces patients pendant le traitement et pour environ un tiers des patients pendant six mois après le traitement. La douleur peut être causée par une mucite ou par des dommages causés par le cancer, l'infection, l'inflammation, les cicatrices dues à la chirurgie ou d'autres traitements. La gestion de la douleur comprend l'utilisation d'analgésiques et de stupéfiants. (voir gestion de la douleur, page 96).

Nausées et vomissements

La radiothérapie peut causer des nausées. Celles-ci surviennent généralement entre deux et six heures après une session de RT et ne durent généralement qu'environ deux heures. Les nausées peuvent être accompagnées de vomissements.

La gestion des nausées comprend:

- manger de petits repas fréquents tout au long de la journée au lieu de trois grands repas. La nausée est souvent pire si l'estomac est vide;

- manger lentement, mâcher complètement la nourriture et rester détendu;

- manger des aliments froids ou à température ambiante ; l'odeur d'aliments chauds pouvant provoquer des nausées;

- éviter les aliments difficiles à digérer, comme les aliments épicés ou les aliments riches en graisses ou accompagnés de sauces abondantes;

- se reposer après les repas. Lorsque vous vous allongez, la tête doit être surélevée d'environ 30 centimètres;

- boire entre les repas au lieu de boire des boissons avec les repas;

- boire plusieurs grands verres de liquide (200ml) par jour pour prévenir la déshydratation. Les boissons froides, les glaçons, les sorbets ou la gélatine sont adéquats;

- manger plus de nourriture à un moment de la journée quand on est moins nauséeux;

- informer le personnel soignant avant chaque séance de traitement lorsqu'on développe des nausées persistantes;

- traiter les vomissements persistants immédiatement, car cela peut causer une déshydratation;

- administrer des médicaments anti-nauséeux par le personnel soigant.

Des vomissements persistants peuvent entraîner une perte de grandes quantités d'eau et de nutriments. Si les vomissements persistent plus de trois fois par jour et que l'on ne boit pas suffisamment de liquides, cela peut entraîner une déshydratation. Cette dernière peut causer de graves complications si elle n'est pas traitée.

Les signes de déshydratation sont :

- peu d'urine
- une urine foncée
- un rythme cardiaque rapide (tachycardie)
- des maux de tête
- une peau sèche
- une langue chargée
- une irritabilité et un état confus

Les vomissements persistants peuvent réduire l'efficacité des médicaments. Si le vomissement persiste, il se peut que la RT soit arrêtée temporairement. Les fluides administrés par voie intraveineuse aident le corps à retrouver des nutriments et des électrolytes.

Fatigue

La fatigue est l'un des effets secondaires les plus courants de la RT. La RT peut provoquer une fatigue qui s'accumule au fil du temps. La fatigue dure généralement de trois à quatre semaines après l'arrêt du traitement, mais peut durer jusqu'à deux à trois mois.

Les facteurs qui contribuent à la fatigue sont l'anémie, la diminution de la prise de liquides et d'aliments, certains médicaments, l'hypothyroïdie, la douleur, le stress, la dépression et le manque de sommeil (insomnie) et de repos.

Le repos, la conservation de l'énergie et la correction des facteurs énumérés ci-dessus peuvent améliorer la fatigue.

Autres effets secondaires

Il s'agit du trismus (voir page 29) et de la perte d'audition (voir page 32).

2. Effets secondaires tardifs

Les effets secondaires tardifs de la RT sont la diminution permanente de la quantité de salive, l'ostéo-radionécrose, l'ototoxicité, la fibrose, le lymphœdème, l'hypothyroïdie et les lésions des structures du cou.

Sécheresse buccale permanente

Bien que la bouche sèche (xérostomie) s'améliore avec le temps chez la plupart des patients, elle peut aussi persister.

Le traitement de la xérostomie comprend des substituts salivaires (salive artificielle) et la prise fréquente de gorgées d'eau. Cela peut conduire à des mictions fréquentes pendant la nuit, en particulier chez les hommes avec une hypertrophie prostatique et chez ceux qui ont une petite vessie. Les traitements disponibles de la xérostomie sont des médicaments stimulant la production de salive (sialagogues) comme la pilocarpine, l'amifostine, la cévimeline ainsi que l'acupuncture. Les bénéfices de ses traitements restent toutefois limités.

Ostéo-radionécrose de la mandibule

Il s'agit d'une complication potentiellement grave qui peut nécessiter une intervention chirurgicale et une reconstruction. Selon l'emplacement et l'étendue de la lésion, les symptômes peuvent inclure une douleur, une mauvaise haleine, des changements de goût (dysgueusie), un engourdissement (anesthésie) de la peau du visage ou des muqueuses, le trismus, des difficultés pour mâcher ou parler, la formation d'une communication entre la bouche et la peau (fistule), une fracture pathologique de l'os et une infection locale ou systémique.

L'os de la mâchoire (mandibule) est l'os le plus fréquemment affecté, surtout chez les personnes traitées pour un cancer du nasopharynx. L'ostéo-radionécrose touche rarement le maxillaire en raison de sa plus riche circulation sanguine collatérale.

L'extraction des dents et des dents en mauvais état dans les zones irradiées est un facteur important dans le développement d'ostéo-radionécrose (voir problèmes dentaires, page 110). C'est pour diminuer le risque d'ostéo-radionécrose qu'il est souvent nécessaire d'assainir les dents dans le champ d'irradiation avant la RT, soit par des traitements de caries ou des racines, soit par leur extraction. Une dent malsaine peut être une source d'infection de la mâchoire, ce qui peut être particulièrement difficile à traiter après la RT. L'assainissement des dents avant la RT peut réduire le risque de cette complication.

Une ostéo-radionécrose légère peut être traitée de façon conservatrice avec des débridements, des antibiotiques et parfois des ultrasons. Lorsque la nécrose est extensive, la résection radicale, suivie d'une reconstruction microvasculaire, est souvent utilisée.

La prophylaxie dentaire peut réduire ce problème (voir problèmes dentaires, page 110), en particulier les traitements spéciaux de fluor, le brossage et le fil dentaire ainsi que le nettoyage régulier par un hygiéniste dentaire.

La thérapie à l'oxygène hyperbare a souvent été utilisée chez les patients à risque ou chez ceux développant une ostéo-radionécrose de la mâchoire. Cependant, les données disponibles sont contradictoires tant pour la prévention que pour le traitement de l'ostéo-radionécrose (voir Thérapie par oxygéne hyperbare, page 112).

Les patients doivent informer leur dentiste de leurs antécédents de RT avant une extraction ou une chirurgie dentaire. L'ostéo-radionécrose pourrait être prévenue par l'administration d'une série de séances d'oxygénothérapie hyperbare avant et après ces traitements. Ceci est recommandé si la dent concernée est dans une zone qui a été exposée à une forte dose de radiation. Consulter le radio-oncologue qui a délivré le traitement peut être utile pour déterminer le degré d'extension de l'exposition subie.

Fibrose et trismus

Des doses élevées d'irradiation de la tête et du cou peuvent entraîner une fibrose. Celle-ci peut être aggravée après la chirurgie. Le cou peut développer une texture cartonnée et une limitation des mouvements. Une fibrose d'apparition tardive peut également survenir au niveau du pharynx et de l'œsophage et causer une sténose ainsi que des problèmes des articulations temporo-mandibulaires.

La fibrose des muscles de la mastication peut conduire à l'incapacité d'ouvrir la bouche (trismus), et peut progresser avec le temps. En général, manger devient plus difficile, mais la parole n'est pas affectée. Le trismus entrave les soins et traitements bucco-dentaires et peut rend la mastication et déglutition difficiles.

Le trismus peut être aggravé par une chirurgie avant la radiothérapie. Les patients susceptibles de développer un trismus sont ceux ayant une des tumeurs du nasopharynx, du palais et du sinus maxillaire. L'irradiation de l'articulation temporo-mandibulaire et/ou des muscles de la mastication est souvent à l'origine du trismus. Le trismus chronique engendre progressivement une fibrose.

L'ouverture forcée de la bouche, des exercices de la mâchoire et l'utilisation d'un dispositif d'ouverture dynamique (Therabite) peuvent être utiles. Ce dispositif est de plus en plus utilisé pendant la radiothérapie comme mesure de prévention du trismus.

Les exercices physiques peuvent réduire la fibrose du cou et augmenter la mobilité cervicale. Il faut effectuer ces exercices tout au long de la vie pour maintenir une bonne mobilité du cou, particulièrement si la rigidité est due aux radiations. Un traitement par des physiothérapeutes experts en problèmes ORL peut « briser la fibrose ». Plus l'intervention est précoce, meilleurs seront les résultats. Une nouvelle modalité de traitement est l'utilisation d'un laser externe.

La fibrose post-radiation peut également concerner la peau et les tissus sous-cutanés, engendrant inconfort et lymphœdème. Comme pour le trismus, la fibrose de tissu de la tête et le cou est plus importante lors de traitements combinés de chirurgie et radiotherapie.

Finalement la fibrose peut affecter le pharynx et engedrer des difficultés de déglutition et dans les cas graves provoquer une sténose oropharyngée partielle ou totale. Ceci nécessite souvent une modification du régime alimentaire et des exercices de déglutition, spécialement chez les patients traités par chirurgie et/ou chimiothérapie (voir difficulté pour avaler, page 88).

Problèmes de cicatrisation des plaies

Certains laryngectomisés ont des problèmes de cicatrisation des plaies après chirurgie, plus particulièrement dans les zones qui ont reçu de la RT. Certains peuvent développer une fistule (une communication entre l'intérieur de la gorge et la peau). Les plaies qui guérissent lentement peuvent être traitées avec des antibiotiques et des changements de pansements. (Voir fistule pharyngo-cutanée, page 95)

Lymphœdème

L'obstruction des vaisseaux lymphatiques cutanés entraîne un lymphœdème. Un œdème important du pharynx ou du larynx peut nuire à la respiration et nécessiter une trachéotomie temporaire ou à long terme. Le lymphœdème, les strictures et autres dysfonctions prédisposent les patients à des aspirations et à la nécessité d'une sonde d'alimentation. (voir lymphœdème, page 37)

Hypothyroïdie

La radiothérapie provoque presque toujours une hypothyroïdie. L'incidence varie mais dépend de la dose d'irradiation et augmente avec le temps depuis la fin de la RT (voir hypothyroïdie, page 99).

Lésions neurologiques

La RT du pharynx et du cou peut également affecter la moelle épinière, ce qui entraîne une myélite transversale auto-limitée, connue sous le nom de «signe de Lhermitte». Le patient note une sensation de choc électrique, la plupart du temps ressenti avec la flexion du cou. Cette condition progresse rarement vers une véritable myélite transversale qui est associée au syndrome de Brown-Séquard (perte de sensation et de fonction motrice causée par une lésion latérale de la moelle épinière).

La RT peut également causer un dysfonctionnement du système nerveux périphérique qui résulte d'une compression par la fibrose des tissus mous et de la réduction de l'apport sanguin. La douleur, la perte sensorielle et la faiblesse sont les caractéristiques cliniques les plus couramment observées du dysfonctionnement du système nerveux périphérique. Un dysfonctionnement autonome caractérisé par une hypotension orthostatique (une diminution anormale de la pression artérielle quand une personne se lève) et d'autres anomalies peuvent également être observés.

Lésions de l'oreille (ototoxicité)

L'irradiation de l'oreille peut entraîner une otite séro-muqueuse (otite avec épanchement). Des doses élevées d'irradiation peuvent causer une perte auditive neurosensorielle (dommages à l'oreille interne, au nerf auditif ou au cerveau).

Dommages aux structures du cou

L'œdème du cou et la fibrose sont fréquents après RT. Au fil du temps l'œdème peut durcir, menant à une rigidité du cou. D'autres dommages possibles sont un rétrécissement de l'artère carotide (sténose), un accident vasculaire cérébral (AVC), une rupture de l'artère carotide, une fistule pharyngo-cutanée (ces deux derniers étant aussi souvent associés à la chirurgie) et des dysfonctionnements des barorécepteurs de l'artère carotide pouvant entraîner une hypertension artérielle permanente ou paroxystique (soudaine ou récurrente).

Rétrécissement (sténose) de l'artère carotid: Les artères carotides du cou apportent le sang au cerveau. La RT du cou a été associée à la sténose ou rétrécissement de l'artère carotide, ce qui représente un risque important pour les patients atteints de cancer de la tête et du cou, y compris de nombreux laryngectomisés. Le rétrécissement peut être diagnostiqué par échographie ou par angiographie. Il est important de diagnostiquer la sténose carotidienne tôt, avant qu'un AVC ne se produise.

Le traitement d'une sténose carotidienne consiste à enlever le blocage de l'artère, soit directement par ablation chirurgicale (endartériectomie), soit par le placement d'une endoprothèse (un petit dispositif placé à l'intérieur de l'artère pour l'élargir) ou par le remplacement chirurgical de l'artère carotide (greffe ou pontage).

Hypertension causée par des dommages aux barorécepteurs: La RT de la tête et du cou peut endommager les barorécepteurs situés dans l'artère carotide. Ces barorécepteurs (capteurs de pression artérielle) aident à réguler la pression artérielle en détectant la pression du sang circulant à travers eux et en envoyant des messages au système nerveux central pour augmenter ou diminuer la résistance vasculaire périphérique et le débit cardiaque. Certains individus traités par radiothérapie développent une hypertension labile ou paroxystique.

Hypertension labile : dans ce cas, la pression artérielle fluctue beaucoup plus que d'habitude pendant la journée, passant rapidement de faible (p. ex., 120/80 mm Hg) à élevée (p. ex., 170/105 mm Hg). Dans de nombreux cas, ces fluctuations sont asymptomatiques, mais peuvent être associées à des maux de tête. Une relation entre l'élévation de la pression artérielle et le stress ou la détresse émotionnelle est habituellement présente.

Hypertension paroxystique : les patients présentent une élévation soudaine de la pression artérielle (qui peut être supérieure à 200/110 mm Hg) associée à une apparition brutale de symptômes physiques gênants, tels que maux de tête, douleurs thoraciques, étourdissements, nausées, palpitations, rougeur cutanée et transpiration. Les épisodes peuvent durer de 10 minutes à plusieurs heures et peuvent se produire une fois tous les quelques mois à une ou deux fois par jour. Entre les épisodes, la tension artérielle est normale ou peut être légèrement élevée. Les patients ne peuvent généralement pas identifier de facteurs psychologiques évidents causant le paroxysme. Les conditions médicales qui peuvent également causer de telles oscillations de pression artérielle doivent être exclues (par exemple phéochromocytome).

Ces deux conditions sont graves et doivent être traitées. Leur prise en charge peut être difficile et doit être faite par des spécialistes expérimentés.

Plus d'informations sur les complications de la RT peuvent être trouvées sur le site Web de l'Institut National du Cancer Américain à:
http://www.cancer.gov/cancertopics/pdq/supportivecare/oralcomplications/Patient/page5

CHAPITRE 4:

Effets secondaires de la chimiothérapie lors de cancer de la tête et du cou

La chimiothérapie pour le cancer de la tête et du cou est utilisée conjointement avec des soins de soutien pour la plupart des patients atteints d'un cancer de la tête et du cou récurrent, métastatique ou avancé. Le choix de la thérapie systémique spécifique est influencé par le traitement préalable du patient avec des agents chimiothérapeutiques et l'approche générale pour préserver les organes affectés. Les soins de soutien incluent la prévention d'infections dues à la suppression de l'immunité et le maintien d'une alimentation adéquate.

Les options thérapeutiques incluent le traitement avec un seul agent et les schémas combinés de la chimiothérapie cytotoxique conventionnelle avec des agents moléculairement ciblés. La chimiothérapie est combinée avec des soins de soutien optimaux. La chimiothérapie est administrée donnée en cycles, alternant les périodes de traitement et de repos. Le traitement peut durer plusieurs mois, voire plus longtemps.

Le site web suivant répertorie tous les agents chimiothérapeutiques et leurs effets secondaires: http://www.tirgan.com/chemolst.htm

Les médicaments chimiothérapeutiques, qui sont habituellement administrés par voie intraveineuse et donc distribués dans tout le corps, perturbent la croissance des cellules cancéreuses. La chimiothérapie pour le traitement des cancers de la tête et du cou est habituellement donnée en même temps que la radiothérapie et donc appelée chimio-radiothérapie. Elle peut être administrée comme chimiothérapie adjuvante ou comme chimiothérapie néoadjuvante.

La chimiothérapie adjuvante est utilisée pour le traitement après la chirurgie pour réduire le risque de récidive du cancer ou pour tuer les cellules qui ont pu se propager. La chimiothérapie néoadjuvante est administrée avant la chirurgie pour réduire la taille de la tumeur, ce qui la rend plus facile à enlever. La chimiothérapie administrée avant le traitement chimio-radiothérapie est connue sous le nom de chimiothérapie d'induction.

Effets secondaires de la chimiothérapie

Les effets secondaires de la chimiothérapie dépendent de l'individu. Certains ont peu d'effets secondaires, tandis que d'autres en ont plus. Beaucoup d'individus n'éprouvent pas d'effets secondaires jusqu'à la fin de leurs traitements ; pour beaucoup d'entre eux ces effets secondaires ne durent pas longtemps.

La chimiothérapie peut cependant causer plusieurs effets secondaires temporaires. Bien que ceux-ci puissent être pires lors de traitement combiné avec la radiothérapie, ils disparaissent généralement progressivement après la fin du traitement.

Les effets secondaires dépendent du ou des agents chimiothérapeutiques utilisés. Ceux-ci se produisent parce que les drogues de chimiothérapie fonctionnent en tuant toutes les cellules en croissance active. Il s'agit notamment des cellules du tractus digestif, des follicules pileux de la peau, des cellules de la moelle osseuse (qui produisent des globules rouges et blancs) ainsi que des cellules cancéreuses.

Les effets secondaires les plus courants sont les nausées, les vomissements, les diarrhées, les plaies (mucite) dans la bouche (ce qui entraîne des problèmes de déglutition et de sensibilité dans la bouche et la gorge), une susceptibilité accrue aux infections, l'anémie, la perte de cheveux, une fatigue générale, un engourdissement dans les mains et les pieds, une perte auditive, des lésions rénales, des problèmes de saignement, des malaises et des troubles de l'équilibre. Un oncologue et un d'autres médecins spécialistes doivent surveiller et traiter ces effets secondaires.

Les effets secondaires les plus courants sont les suivants :

- **Une résistance diminuée aux infections (immunosuppression)** : la chimiothérapie peut temporairement réduire la production de globules blancs (neutropénie) rendant le patient plus vulnérable aux infections. Cet effet peut commencer environ sept jours après le traitement et la diminution de la résistance aux infections est maximale habituellement environ de 10 à 14 jours après la fin de la chimiothérapie. A ce stade, le nombre de cellules sanguines commence généralement à augmenter et retourne à la normale avant le prochain cycle de chimiothérapie. Les signes d'infection incluent une fièvre au-dessus de 38 °C (100.4 °F) et/ou l'impression soudaine d'être malade. Avant de reprendre la chimiothérapie, des tests sanguins sont effectués pour s'assurer que la reconstitution des globules blancs a eu lieu ; dans le cas contraire, l'administration de la chimiothérapie peut être retardée jusqu'à la reconstitution.

- **Saignements et ecchymoses** : la chimiothérapie peut favoriser la survenue d'ecchymoses ou de saignements parce que les médicaments administrés réduisent la production de plaquettes qui aident à la coagulation du sang. Ceci se traduit par des saignements de nez, des taches de sang ou des éruptions sur la peau et des gencives saignant au contact.

- **Anémie** : la chimiothérapie peut entraîner une anémie (taux de globules rouges diminué). Le patient se sent généralement fatigué et essoufflé. L'anémie sévère peut être traitée par des transfusions sanguines ou des médicaments qui favorisent la production de globules rouges.

- **Perte de cheveux** : certains agents de chimiothérapie entraînent une perte de cheveux. Les cheveux repoussent presque toujours sur une période de 3 à 6 mois après la fin de la chimiothérapie. Pendant ce temps, une perruque, un bandana, un chapeau ou un foulard peuvent être portés.

- **Douleurs et petits ulcères de la bouche** : certains agents de chimiothérapie causent des douleurs et brûlures buccales (mucite) qui peuvent interférer avec la mastication et la déglutition, des saignements oraux, de la difficulté à avaler (dysphagie), une déshydratation, des brûlures d'estomac, des nausées et vomissements, une sensibilité accrue aux aliments salés, épicés, trop chauds ou trop froids. Ces agents chimiothérapeutiques peuvent également causer des ulcères de la cavité buccale (stomatite) occasionnant des difficultés alimentaires. Les nausées et les vomissements peuvent être traités par des médicaments anti-nauséeux (anti-émétiques). Des rinçages de bouche réguliers peuvent également aider. Puisque plusieurs effets secondaires peuvent avoir un impact sur la déglutition et la nutrition, il est important de compléter l'alimentation avec des boissons nutritives ou des soupes. Les conseils d'un diététicien peuvent être utiles pour maintenir une alimentation adéquate. Les agents cytotoxiques les plus souvent associés aux symptômes oraux, pharyngés et œsophagiens, donc à des difficultés à avaler (dysphagie) sont des antimétabolites tels que le méthotrexate et le fluorouracile, ainsi que certains radiosensibilisants conçus pour accentuer les effets de la radiothérapie.

- **Fatigue** : La chimiothérapie affecte les personnes de manière différente. Certaines personnes sont en mesure de mener une vie normale durant leur traitement, tandis que d'autres deviennent très faibles et fatigués et doivent faire les choses plus lentement. Tout médicament de chimiothérapie peut causer de la fatigue. Celle-ci peut durer quelques jours ou persister même après la fin du traitement. Les médicaments tels que la vincristine, la vinblastine et le cisplatine causent souvent de la fatigue. Les facteurs contribuant à la fatigue sont l'anémie, la diminution de la prise d'aliments et de liquides, les médicaments, l'hypothyroïdie, la douleur, le stress, la dépression et le manque de sommeil (insomnie). Le repos et la correction des facteurs contributifs ci-dessus peuvent améliorer la fatigue.

Vous trouverez de plus amples renseignements sur le site web de l'Institut National du Cancer Américain à: https://www.cancer.gov/about-cancer/treatment/side-effects/mouth-throat/oral-complications-pdq#section/all

CHAPITRE 5 :

Lymphœdème, tuméfaction cervicale et anesthésie après la chirurgie ou la radiothérapie

Lymphœdème

Les vaisseaux lymphatiques drainent le liquide des tissus dans tout le corps et permettent aux cellules immunitaires de voyager dans tout le corps. Le lymphœdème est une rétention de liquide lymphatique localisé et un gonflement tissulaire causé par un système lymphatique fragilisé. Le lymphœdème, une complication fréquente de la radiothérapie et de la chirurgie lors de cancer de la tête et du cou, est une accumulation anormale de liquide riche en protéines dans l'espace entre les cellules, ce qui provoque une inflammation chronique et une fibrose réactive des tissus affectés.

Le rayonnement crée une inflammation qui interfère avec la fonction des vaisseaux lymphatiques. Les ganglions lymphatiques cervicaux sont généralement enlevés lorsque le cancer est excisé. Lorsque les chirurgiens enlèvent ces ganglions, ils enlèvent également le système de drainage lymphatique et coupent quelques nerfs sensoriels, et ce de façon définitive. Par conséquent, il faut plus de temps pour drainer la région, ce qui entraîne un gonflement, un peu comme les inondations après une forte pluie. La chirurgie, en perturbant le système de drainage, crée une accumulation de liquide lymphatique qui ne peut pas se drainer de manière adéquate, ainsi qu'un engourdissement des zones innervées par les nerfs sectionnés (généralement le cou, le menton, et derrière les oreilles). Par conséquent, une partie du liquide lymphatique ne peut pas ré-entrer dans la circulation systémique et s'accumule dans les tissus.

Il existe deux types de lymphœdème qui peuvent se développer chez les patients atteints de cancer de la tête et du cou: un gonflement visible externe de la peau ou des tissus mous et un gonflement interne de la muqueuse du pharynx et du larynx. Le lymphœdème commence généralement lentement mais est progressif; rarement douloureux, il provoque une gêne sous la forme d'une sensation de lourdeur et peut conduire à des changements cutanés.

Le lymphœdème a plusieurs stades :

- **stade 0** : phase de latence – pas d'œdème visible ou palpable;
- **stade 1** : accumulation d'œdème riche en protéines, présence de signe du godet, œdème qui peut être réduit avec l'élévation;
- **stade 2** : œdème progressif, prolifération du tissu conjonctif (fibrose)
- **stade 3**: absence d'œdème (signe du godet négatif), présence de fibrose, sclérose et changements cutanés

Le lymphœdème de la tête et du cou peut causer plusieurs déficits fonctionnels. Il s'agit notamment de :

- difficulté à respirer
- déficit visuel
- limitation des mouvements (mobilité réduite du cou, difficulté à ouvrir la bouche ou trismus et impression d'un cou serré)
- limitations sensorielles
- troubles de la parole, de la voix et de la déglutition (incapacité d'utiliser un électrolarynx, difficultés de l'articulation, la sécrétion de bave et la perte de nourriture de la bouche)
- problèmes émotionnels (dépression, frustration et embarras)

Fort heureusement, avec le temps les vaisseaux lymphatiques trouvent de nouvelles voies de drainage et la tuméfaction diminue généralement. Les spécialistes de la réduction de l'œdème (habituellement les physiothérapeutes) peuvent aider le patient à améliorer le drainage et à raccourcir le temps de récupération. Ces interventions peuvent également empêcher la zone cervicale de rester enflée en permanence et de développer une fibrose.

Le **traitement** du lymphœdème comprend :

- drainage lymphatique manuel (visage et cou, lymphatiques profonds, tronc, intra-buccal)
- exercices divers
- bandages et vêtements compressifs
- bandes élastiques
- soins de la peau

Les diurétiques, l'ablation chirurgicale, la liposuccion, les pompes de compression et l'élévation de la tête sont des traitements inefficaces.

L'impression d'un cou serré et l'œdème cervical s'améliorent généralement au fil du temps. Dormir avec le haut du corps en position semi-assise utilise la gravité pour faciliter le processus de drainage lymphatique. Un spécialiste du traitement du lymphœdème peut faire et enseigner le drainage lymphatique manuel qui peut aider à réduire l'œdème. Le drainage lymphatique manuel implique un massage doux de la peau qui aide à déplacer le liquide lymphatique bloqué dans la circulation sanguine. Le mouvement et l'exercice sont également importants pour aider le drainage lymphatique. Un thérapeute du lymphœdème cervico-facial peut enseigner au patient les exercices spécifiques qui améliorent l'ampleur des mouvements du cou.

Un thérapeute du lymphœdème cervico-facial peut proposer des bandages non élastiques ou des vêtements de compression qui seront portés à la maison. Ceux-ci mettent une pression douce pour aider à mobiliser le liquide lymphatique et empêcher l'oedème. L'application des bandages doit être faite selon les directives d'un spécialiste. Différentes options existent pour améliorer le confort et éviter les complications de la pression sur le cou, et sont fonction de la localisation du lymphœdème.

Il y a aussi des exercices qui peuvent réduire l'impression d'un cou serré et augmenter l'ampleur des mouvements du cou. Il faut faire ces exercices tout au long de la vie pour maintenir une bonne mobilité du cou, particulièrement si la rigidité est due à l'irradiation. Une physiothérapie peut également aider à résorber la fibrose et cette intervention devrait débuter précocement.

Une nouvelle modalité de traitement qui réduit le lymphœdème, la fibrose et la rigidité musculaire du cou est l'utilisation d'un laser externe. Cette méthode utilise un faisceau laser à faible énergie administré par un physiothérapeute expérimenté. Le faisceau laser pénètre dans les tissus où il est absorbé par les cellules et modifie leurs processus métaboliques. Le faisceau est généré par le laser thérapeutique portable LTU-904. (http://www.stepup-speakout.org/Lasers_for_lymphedema_treatment.htm). Ce traitement peut réduire le lymphœdème dans le cou et le visage et augmenter l'amplitude des mouvements. C'est une méthode indolore qui se fait en plaçant l'instrument laser à plusieurs endroits sur le cou pendant des intervalles d'environ 10 secondes.

Consultez votre chirurgien pour savoir si la physiothérapie est une bonne option thérapeutique pour le lymphœdème et demandez une liste de physiothérapuetes spécialisés dans la réduction des oedèmes. Le réseau national américain « Lympedema » a un site web (https://lymphnet.org/find-treatment/) qui contient une liste de spécialistes du traitement du lymphœdème en Amérique du Nord, en Europe et en Australie. Un autre site complete cette liste : (https://www.riancorp.com/patients/find-a-therapist).

Un guide de massages auto-administrés pour le visage et du cou est disponible à l'adresse: https://www.uhn.ca/PatientsFamilies/Health_Information/Health_Topics/Documents/Do_Lymphatic_Self-massage_Face_Head_Neck.pdf

Anesthésie cutanée après chirurgie

Les ganglions lymphatiques cervicaux sont généralement enlevés chirurgicalement lorsque le cancer est excisé. Lorsque les chirurgiens enlèvent ces ganglions, ils coupent également certains nerfs sensoriels qui innervent la peau du bas du visage et du cou. Cela crée un engourdissement dans ces zones. Les sensations peuvent revenir dans les mois suivant la chirurgie pour certaines zones engourdies, alors que d'autres zones peuvent rester engourdies de façon permanente.

La plupart des individus s'habituent à l'engourdissement et sont en mesure d'empêcher les lésions de la peau dues à des objets tranchants, à la chaleur ou au gel. Les hommes apprennent à ne pas blesser la zone affectée lors du rasage avec un rasoir électrique.

La peau engourdie doit être protégée contre les brûlures du soleil en appliquant un écran solaire et/ou en la protégeant avec un vêtement. Les engelures peuvent être évitées en couvrant la zone avec une écharpe.

CHAPITRE 6 :

Méthodes pour parler après une laryngectomie

Bien qu'une laryngectomie totale consiste en l'ablation complète du larynx (cordes vocales/boîte vocale), la plupart des laryngectomisés peuvent acquérir une nouvelle façon de parler. Environ 85 à 90% des laryngectomisés apprennent à parler en utilisant l'une des trois principales méthodes de parole décrites ci-dessous. Environ 10% ne communiquent pas en parlant, mais peuvent utiliser l'ordinateur ou d'autres méthodes pour communiquer.

Les individus parlent normalement en expirant, c'est à dire en utilisant l'air de leurs poumons pour faire vibrer leurs cordes vocales. Ces vibrations sont modifiées dans la bouche et le pharynx par la langue, les lèvres et les dents afin de générer les sons qui créent la parole. Bien que les cordes vocales, la source des bruits vibrants, soient enlevées lors d'une laryngectomie totale, d'autres formes de parole peuvent être créées en employant une nouvelle voie pour l'air et une partie différente des voies aériennes pour vibrer. Une autre méthode est de générer des vibrations par une source artificielle placée à l'extérieur de la gorge ou de la bouche, puis en utilisant les parties de la bouche pour former les sons de la parole.

La (les) méthode(s) utilisée(s) pour parler à nouveau dépend(ent) du type de chirurgie. Certaines personnes peuvent être limitées à une seule méthode, tandis que d'autres peuvent avoir le choix.

Chaque méthode a ses caractéristiques, ses avantages et ses inconvénients. L'objectif est de parvenir à une nouvelle façon de parler et de répondre aux besoins de communication de chaque laryngectomisé. Les orthophonistes/logopédistes aident et guident le laryngectomisé à utiliser correctement les méthodes et/ou les dispositifs appareils à disposition afin d'obtenir la voix la plus compréhensible. La parole s'améliore considérablement six mois à un an après une laryngectomie totale. La réhabilitation active est associée à une meilleure voix.

Les trois principales méthodes d'élocution après laryngectomie sont :

1. La voix trachéo-œsophagienne.

Dans la voix trachéo-œsophagienne l'air pulmonaire est expiré depuis la trachée dans l'œsophage par une petite prothèse vocale en silicone qui relie les deux, et les vibrations sont produites au niveau du pharynx inférieur (Figure 2).

La prothèse vocale est insérée dans la perforation (appelée fistule trachéo-œsophagienne) créée par le chirurgien à l'arrière de la trachéostomie du cou. La ponction est faite à l'arrière de la trachée et va dans l'œsophage (tube alimentaire). Le trou entre la trachée et l'œsophage peut être fait en même temps que la laryngectomie (une ponction primaire), ou après que la guérison de la chirurgie ait eu lieu (une ponction secondaire). Un petit tube, appelé prothèse vocale, est inséré dans ce trou et empêche la perforation de se fermer. Cer tube a une valve à sens unique du côté de l'œsophage qui permet à l'air d'aller dans l'œsophage, mais empêche les liquides avalés de venir à travers la prothèse et d'atteindre la trachée et les poumons.

Parler est possible en détournant l'air expiré à travers la prothèse dans l'œsophage. Pour cela une occlusion temporaire de la stomie est nécessaire. Ceci peut être fait en la fermant avec un doigt ou en appuyant sur un filtre spécial échangeur de chaleur et d'humidité (ECH) porté au-dessus de la stomie (voir avantages ECH, page 63). Le filtre ECH restaure partiellement les fonctions nasales perdues.   Certaines personnes utilisent un kit "mains libres" qui est activé par la parole (voir utilisation du kit ECH mains libres, page 67).

Après l'occlusion de la stomie, l'air du poumon expiré passe à travers la prothèse dans l'œsophage, provoquant la vibration des parois de l'œsophage. Ces vibrations sont utilisées par la bouche et la gorge (langue, lèvres, dents, etc.) pour créer les sons de la parole.

Il existe deux types fondamentaux de prothèse vocale : les prothèses conçues de manière à pouvoir être changées par le patient lui-même ou son entourage, et les prothèses conçues pour être changées par un professionnel de la santé (ORL ou orthophoniste).

La valve ECH ou valve "mains libres" peut être fixée autour du trachéostome de différentes manières : au moyen d'une plaque adhésive qui est collée à la peau autour de la stomie, ou au moyen d'un tube de laryngectomie ou d'un bouton de stomie placé à l'intérieur de la stomie.

Les patients utilisant une prothèse vocale obtiennent les meilleurs résultats dans l'intelligibilité de la parole de 6 à 12 mois après une laryngectomie totale.

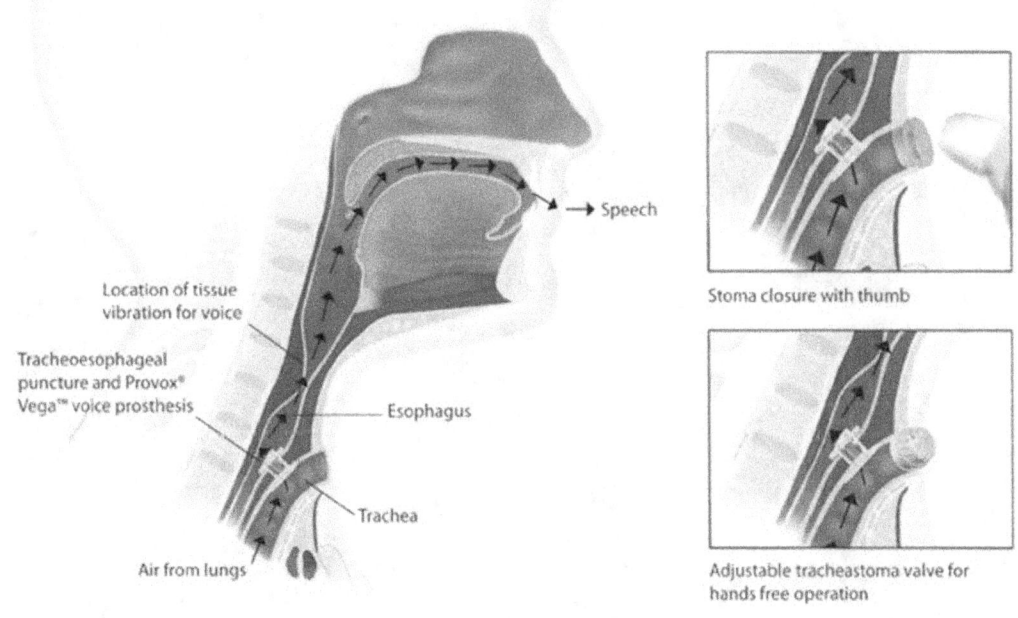

Figure 2: Voix trachéo-œsophagienne

2. La voix œsophagienne

Dans la voix œsophagienne, les vibrations sont générées par l'air qui est "roté" de l'œsophage (Figure 3). Cette méthode ne nécessite aucune instrumentation.

La voix œsophagienne nécessite le plus long apprentissage en comparaison avec les autres méthodes de réhabilitation vocale. Cependant, elle présente plusieurs avantages, entre autre l'absence de dépendance à des appareils et autres dispositifs.

Certains orthophonistes/logopédistes sont familiers avec la voix œsophagienne et peuvent aider les laryngectomisés dans l'apprentissage de cette méthode. Des livres et vidéos d'auto-apprentissage peuvent également aider à apprendre cette méthode de réhabilitation vocale.

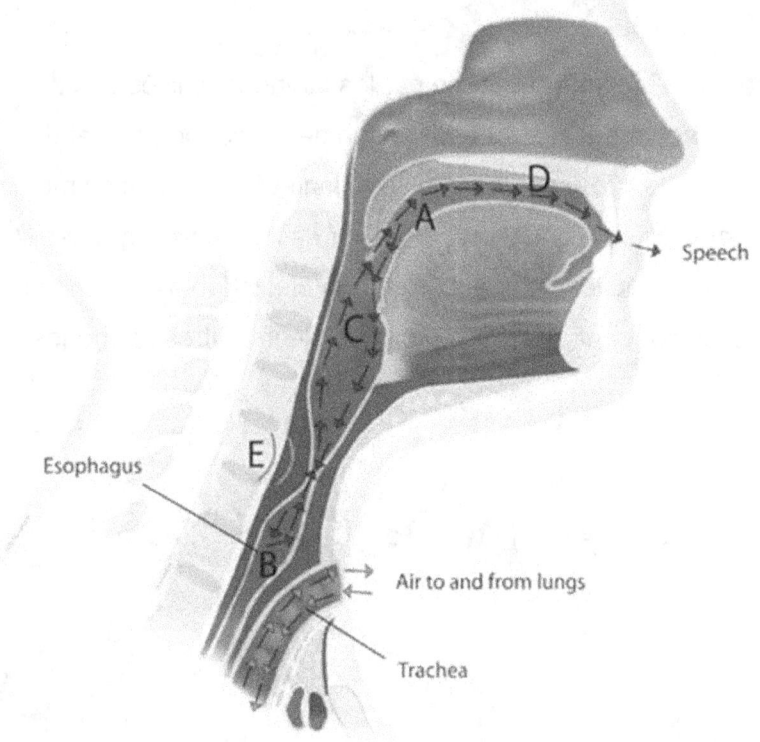

Figure 3: Voix œsophagienne

3. Electrolarynx ou larynx artificiel

Les vibrations de cette méthode vocale sont générées par un vibrateur à batterie externe (appelé électrolarynx ou larynx artificiel) qui est habituellement placé sur la joue ou sous le menton (Figure 4).

Il émet une vibration bourdonnante qui atteint la gorge et la bouche de l'utilisateur. La personne modifie ensuite le son en utilisant sa bouche pour générer les sons de la parole.

Il existe deux méthodes principales pour fournir les sons des vibrations créés par un larynx artificiel dans la gorge et la bouche. L'un envoit les vibrations directement dans la bouche par un tube comme une paille et l'autre à travers la peau du cou ou du visage.

L'électrolarynx est souvent utilisé par les laryngectomisés peu après leur laryngectomie alors qu'ils sont encore hospitalisés. En raison de l'enflure du cou et des points de suture en post-opératoire, la voie intra-orale de la vibration est préférée à ce moment-là. Beaucoup de laryngectomisés peuvent apprendre d'autres méthodes de réhabilitation vocale plus tard. Cependant, ils peuvent toujours utiliser un électrolarynx comme une sulotion de secours dans le cas où ils rencontrent des problèmes avec leurs autres méthodes de parole.

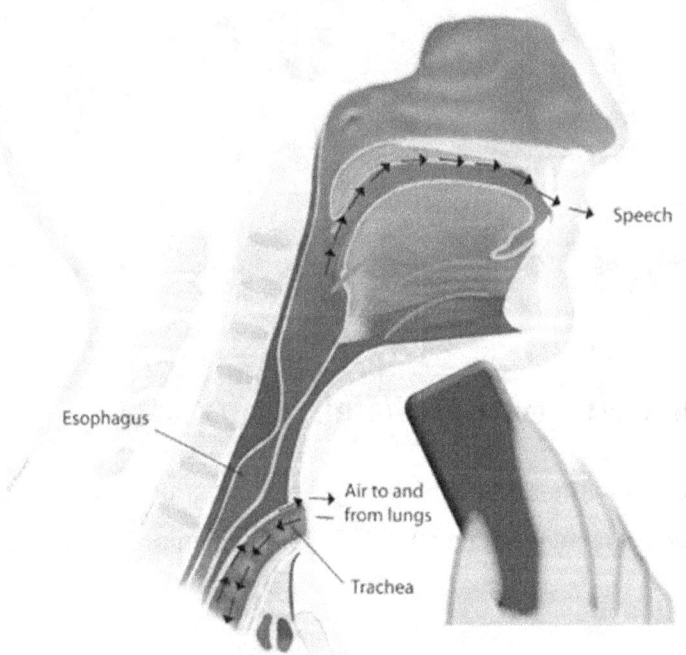

Figure 4: Electrolarynx ou voix artificielle

Autres méthodes pour parler

Un larynx artificiel pneumatique (également appelé larynx de Tokyo) est également disponible pour produire la parole. Cette méthode utilise l'air pulmonaire pour faire vibrer un roseau ou un matériau en caoutchouc qui produit un son (Figure 5). La cuvette du dispositif est placée au-dessus de la stomie et son tube est inséré dans la bouche. Le son généré est injecté dans la bouche à travers le tube. Il n'utilise pas de piles et est relativement peu coûteux.

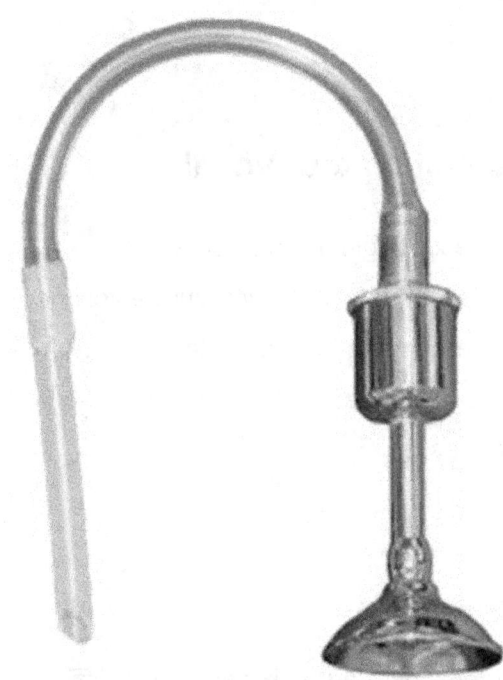

Figure 5: Larynx artificiel pneumatique

Les patients ne parvenant pas à utiliser l'une des méthodes ci-dessus peuvent utiliser la parole générée par un ordinateur ou un téléphone mobile. L'utilisateur tape ce qu'il/elle veut dire sur un clavier, et le texte est lu à haute voix par l'ordinateur.

Respiration diaphragmatique et parole

La respiration diaphragmatique (également appelée respiration abdominale) est l'acte de respirer lentement et profondément dans ses poumons en utilisant le muscle du diaphragme plutôt qu'en utilisant ses muscles de la cage thoracique. Lorsque vous respirez en utilisant le diaphragme, l'abdomen, plutôt que la poitrine, est élargi. Cette méthode de respiration permet une plus grande utilisation de la capacité pulmonaire pour obtenir de l'oxygène et éliminer le gaz carbonique. Les laryngectomisés / trachéotomisés ont souvent une respiration peu profonde et utilisent une portion relativement petite de leur capacité pulmonaire. S'habituer à inspirer en utilisant le diaphragme peut augmenter l'endurance physique et améliorer la voix œsophagienne et trachéo-œsophagienne.

Augmenter le volume vocal à l'aide d'un amplificateur vocal

Un des problèmes rencontrés lors de l'utilisation des voix œsophagienne ou trachéo-œsophagienne est la faiblesse du volume de la voix. L'utilisation d'un amplificateur de voix peut permettre de parler avec moins d'effort et permettre d'être entendu même dans les endroits bruyants. Cerla peut également prévenir les fuites autour des plaques de la stomie en raison des pressions nécessaires pour parler qui sont moins élevées.

Parler au téléphone

Parler au téléphone est souvent difficile pour les laryngectomisés. Leur voix est parfois difficile à comprendre et certaines personnes peuvent même raccrocher quand elles les entendent.

Il est préférable d'informer l'autre interlocuteur quant aux difficultés de parler des laryngectomisés en leur demandant d'abord "pouvez-vous m'entendre"? Cela peut permettre aux laryngectomisés d'informer et d'expliquer à leur interlocuteur leurs difficultés de parole.

Il existe des téléphones pouvant amplifier la voix, ce qui rend le laryngectomisé plus audible et plus compréhensible.

Un service téléphonique national américain permet à une personne dont le discours peut être difficile à comprendre de communiquer par téléphone avec l'aide d'un assistant de communication spécial. Aucun téléphone spécial n'est nécessaire pour cette option d'appel. Le numéro à trois chiffres 711 peut être utilisé comme un raccourci pour accéder aux services de relais de télécommunications (TRS) n'importe où aux États-Unis. TRS facilite les conversations téléphoniques par une ou plusieurs personnes qui ont des troubles de la parole et de l'ouïe.

Tous les fournisseurs de télécommunications aux États-Unis, y compris les fournisseurs de téléphonie à fils, sans fil et de téléphone payant, doivent fournir les services 711.

Un service similaire est disponible au Canada est appelé TEXTO au 911 (https://www.textwith911.ca/fr/accueil/). En France le 114 est le numéro national pour les appels d'urgence accessible aux personnes qui ont des difficultés à entendre ou à parler (personnes sourdes, devenues sourdes, malentendantes, aphasiques, dysphasiques).

L'envoi de messages écrits par le biais de téléphones mobiles peut aider les laryngectomisés à communiquer dans des endroits bruyants ou lorsqu'ils ont d'autres difficultés de communication.

CHAPITRE 7:

Mucus et soins respiratoires

La production de mucus est la manière du corps de protéger et de maintenir la santé de la trachée et des poumons. Le mucus sert à lubrifier les voies respiratoires et à les garder humides. Après une laryngectomie, la trachée s'ouvre à la stomie dans le cou et les laryngectomisés ne peuvent plus expectorer le mucus dans leur gorge, avant de l'avaler. Il est toujours très important de tousser et de dégager le mucus; cependant, cela doit être fait au travers de la stomie.

Tousser le mucus à travers la stomie est le seul moyen par lequel les laryngectomisés peuvent garder leur trachée et les poumons propres de poussière, de saletés, d'organismes et d'autres contaminants qui entrent dans les voies respiratoires. Chaque fois qu'une envie de tousser ou d'éternuer survient, le laryngectomisé doit rapidement enlever son bouchon de stomie ou son filtre ECH et employer un tissu ou un mouchoir pour couvrir la stomie afin de recueillir le mucus.

La meilleure consistance de mucus est un mucus clair, ou presque clair, et aqueux. Un tel mucus n'est cependant pas facile à maintenir en raison des changements dans l'environnement et des conditions météorologiques. Les mesures qui peuvent être prises pour maintenir un mucus sain sont discutées ci-dessous.

Production de mucus et augmentation de l'humidité de l'air

La respiration nasale permet à l'air inhalé d'être réchauffé à la température corporelle, humidifié et nettoyé des organismes et poussières. Après une laryngectomie, l'air ne passe plus par le nez et il est important de restaurer les fonctions précédemment remplies par les voies respiratoires.

Lors d'une laryngectomie, l'air inhalé ne s'humidifie plus en passant par le nez et la bouche, de sorte qu'une sécheresse trachéale, une irritation et une surproduction de mucus se développent. Heureusement, la trachée devient plus tolérante à l'air sec au fil du temps. Cependant, lorsque le degré d'humidité est trop bas, la trachée peut se dessécher, se fissurer et saigner. Si le saignement est important ou ne s'améliore pas en augmentant l'humidité, un médecin doit être consulté. Et si la quantité ou la couleur du mucus est inquiétante, il faut contacter un médecin.

La restauration de l'humidification de l'air inhalé réduit la surproduction de mucus à un niveau adéquat. Cela diminuera également les risques de toux intempestive et d'obstruction de la valve. L'augmentation de l'humidité de la maison à 40-50% d'humidité relative (pas plus élevée) peut aider à diminuer la production de mucus et à prévenir le dessèchement, des fissures et des saignements de la stomie et de la trachée. En plus d'être douloureux, ces fissures peuvent également devenir des portes d'entrées pour des infections.

Les solutions pour obtenir une meilleure humidification comprennent :

• porter une valve ECH en continu (24h/24), ce qui maintient l'humidité trachéale et préserve la chaleur à l'intérieur des poumons

• chez ceux qui portent une couverture de stomie, la mouiller pour respirer de l'air humide. Bien que moins efficace qu'un ECH, le fait d'humidifier le filtre en mousse ou la couverture de stomie avec de l'eau claire peut également aider à augmenter l'humidification.

• boire suffisamment de liquide pour bien s'hydrater

• insérer 3 à 5 ml de solution saline dans la trachée à travers la stomie au moins deux fois par jour

• prendre une douche avec beaucoup de vapeur ou respirer de la vapeur d'eau à partir d'une bouilloire à thé (à une distance de sécurité) peut également réduire la sécheresse

- utiliser un humidificateur dans la maison pour atteindre environ 40 à 50% d'humidité et surveiller l'humidité en la mesurant au moyen d'un hygromètre. Ceci est important à la fois en été quand l'air conditionné est utilisé, et en hiver lorsque le chauffage est utilisé

- respirer de la vapeur générée par de l'eau bouillante ou une douche chaude

Il y a deux types d'humidificateurs portatifs : à vapeur et à évaporation. Une jauge d'humidité numérique (appelée hygromètre) peut aider à contrôler les niveaux d'humidité. Au fur et à mesure que les voies respiratoires s'ajustent, la nécessité de toujours utiliser un humidificateur peut diminuer.

Prendre soin des voies respiratoires et du cou surtout en hiver et en haute altitude

L'hiver et la haute altitude peuvent être rudes pour un laryngectomisé. L'air à haute altitude est raréfié, plus froid, et par conséquent plus sec. Avant une laryngectomie, l'air est inhalé par le nez où il devient chaud et humide avant d'entrer dans les poumons. Après une laryngectomie, l'air n'est plus inhalé par le nez et pénètre directement dans la trachée par la stomie. L'air froid est plus sec que l'air chaud et donc plus irritant pour la trachée.

Respirer de l'air froid peut également avoir un effet irritant sur les voies aériennes en causant des contractions du muscle lisse qui entoure les voies aériennes (bronchospasme). Cela diminue la taille des voies aériennes et rend difficile l'entrée et la sortie d'air des poumons, augmentant ainsi l'essoufflement.

Le soin des voies respiratoires comprend toutes les étapes décrites dans la section précédente ainsi que :

- la toux ou l'aspiration du mucus à l'aide d'un aspirateur médical pour libérer les voies respiratoires

- éviter l'exposition à l'air froid, sec ou poussiéreux

- éviter la poussière, les irritants et les allergènes

- lors d'une exposition à l'air froid, envisager de couvrir la stomie avec le col d'une veste (en la zippant jusqu'en haut) ou une écharpe lâche et respirer dans l'espace entre la veste et le corps pour réchauffer l'air inhalé.

- empêcher l'eau d'entrer dans la stomie lors de la douche (voir ci-dessous)

À la suite d'une laryngectomie qui implique la dissection du cou, la plupart des individus développent des zones d'engourdissement dans leur cou, le menton et derrière les oreilles. Par conséquent, ils ne peuvent pas sentir l'air froid et peuvent développer des gelures à ces sites. Il est donc important de couvrir ces zones avec une écharpe ou un vêtement chaud.

Utilisation d'un aspirateur médical pour les bouchons de mucus

Un aspirateur médical est souvent commandé pour le laryngectomisé avant de quitter l'hôpital pour une utilisation à domicile. L'aspirateur peut être utilisé pour aspirer le mucus lorsque l'on est incapable de l'expectorer et/ou d'enlever un bouchon de mucus. Un bouchon de mucus peut se développer lorsque le mucus devient épais et collant.

Un bouchon peut bloquer une partie ou, très rarement, l'ensemble des voies respiratoires. Un bouchon peut provoquer des difficultés respiratoires soudaines et inexpliquées. Dans ce cas, un aspirateur doit être utilisé pour enlever le bouchon. Il est donc vital d'avoir un aspirateur à disposition très rapidement en cas d'urgence.

Les bouchons de mucus peuvent aussi être enlevés à l'aide d'une solution saline (0,9% d'eau salée stérile dans un tube en plastique) qui doit instillée vigoureusement dans la stomie. La solution saline peut ramollir le bouchon qui peut être toussé. Si le bouchon n'est pas dégagé après plusieurs tentatives, il s'agit d'une urgence médicale, pour laquelle l'appel au numéro d'urgence peut sauver la vie.

Tousser du sang

Du sang mélangé au mucus peut provenir de plusieurs sources. La plus commune provient d'une égratignure juste à l'intérieur de la stomie. Celle-ci peut être causée par un traumatisme lors du nettoyage de la stomie. Le sang apparaît généralement rouge vif. Une autre cause fréquente de la toux de sang chez un laryngectomisé est l'irritation de la trachée à cause de la sécheresse qui est fréquente en hiver. Il est conseillé de maintenir un environnement à la maison avec des niveaux d'humidité adéquats (environ 40-50%) pour aider à minimiser l'assèchement de la trachée. L'instillation d'une solution saline stérile dans la stomie peut également aider (voir la production de mucus, page 52).

Les crachats sanglants peuvent également être un symptôme de pneumonie, de tuberculose, de cancer du poumon ou d'autres problèmes pulmonaires. La toux persistante de sang doit être évaluée par des médecins. Cela peut être urgent si elle est associée à des difficultés respiratoires et/ou des douleurs.

Ecoulement nasal

Comme les laryngectomisés ne respirent plus par le nez, leurs sécrétions nasales ne sont pas séchées par l'air en mouvement. Par conséquent, les sécrétions coulent du nez lorsque de grandes quantités sont produites. Ceci se produit plus fréquemment lors d'exposition à l'air froid ou chaud ou à des odeurs irritantes.

Essuyer la sécrétion est la solution la plus pratique. Les laryngectomisés utilisant une prothèse vocale peuvent être en mesure de se moucher en occluant le trachéostome et en faisant passer l'air par le pharynx et le nez.

Réhabilitation respiratoire

Après une laryngectomie, l'air inhalé contourne la partie supérieure du système respiratoire et pénètre directement dans la trachée et les poumons à travers la stomie. Les laryngectomisés perdent ainsi la partie du système respiratoire qui est utilisée pour filtrer, chauffer et humidifier l'air qu'ils respirent.

Le changement dans la manière de respirer affecte également les efforts requis pour respirer et les fonctions pulmonaires. Cela nécessite un ajustement et une rééducation. La respiration est en fait plus facile pour les laryngectomisés, car la résistance au passage de l'air est diminuée vu que l'air ne passe plus par le nez ou la bouche. Comme la respiration est plus facile, les laryngectomisés ont moins besoin de gonfler et de dégonfler leurs poumons qu'auparavant. Il n'est donc pas inhabituel pour un laryngectomisé de développer une capacité pulmonaire et respiratoire réduites.

Il existe plusieurs mesures à disposition des laryngectomisés pour préserver et augmenter leur capacité pulmonaire :

- L'utilisation d'un filtre ECH crée une résistance à l'échange d'air. Cela force l'individu à gonfler complètement se poumons pour obtenir la quantité nécessaire d'oxygène.

- Un exercice physique régulier sous surveillance médicale est conseillé. Ceci force les poumons à se gonfler complètement et améliore les fréquences cardiaque et respiratoire des individus.

- utiliser la respiration diaphragmatique. Cette méthode de respiration permet une plus grande utilisation de la capacité pulmonaire (voir respiration diaphragmatique et parole, page 49)

CHAPITRE 8 :

Soins de la stomie

Une stomie est une ouverture qui relie une partie d'une cavité corporelle à l'environnement extérieur. Une stomie est créée après une laryngectomie afin de générer une nouvelle ouverture de la trachée dans le cou, reliant ainsi les poumons à l'extérieur. Prendre soin de la stomie pour assurer sa perméabilité et sa santé est essentiell.

Soins généraux

Il est très important de couvrir la stomie en tout temps afin d'éviter que la saleté, la poussière, la fumée, les micro-organismes, etc. entrent dans la trachée et les poumons.

Il existe différents types de couvertures de stomie. Les plus efficaces sont appelés échangeurs de chaleur et d'humidité (ECH) parce qu'ils créent un joint étanche autour de la stomie. En plus de filtrer la saleté, les valves ECH préservent une partie de l'humidité et de la chaleur à l'intérieur des voies respiratoires et empêchent leur perte. Les valves ECH aident donc à rétablir le conditionnement normal de l'air respiré, en termes de température, d'humidité et de propreté.

La stomie se rétrécit souvent au cours des premières semaines ou des mois après sa création. Pour l'empêcher de se fermer complètement, un tube de trachéotomie ou de laryngectomie est initialement laissé dans la stomie 24 heures sur 24. Au fil du temps, cette durée est graduellement réduite. Le tube est souvent laissé pendant la nuit jusqu'à ce qu'il n'y ait plus de rétrécissement.

Soin de la stomie lors de l'utilisation d'une plaque de base adhésive : la peau autour de la stomie peut devenir irritée à cause du collage et de l'enlèvement répétés de la plaque adhésive. Les matériaux utilisés pour décoller et enlever la plaque et préparer la peau pour la nouvelle plaque peuvent irriter la peau.

Une lingette avec un dissolvant (p. ex. Remove™, Smith & Nephew, Inc. Largo, Floride) peut aider à enlever la plaque adhésive. La lingette est placée sur le bord de la plaque adhésive et aide à la décoller de la peau. La zone est ensuite essuyée avec Remove ™ pour nettoyer les restes de l'adhésif. Il est important d'essuyer les restes de Remove ™ avec une gaze humectée d'alcool afin qu'il n'irrite pas la peau et n'interfère pas avec la mise en place de la nouvelle colle.

Il n'est généralement pas recommandé de laisser la plaque adhésive pendant plus de 48 heures. Cependant certaines personnes gardent la plaque beaucoup plus longtemps, et la remplacent seulement quand elle se décolle ou devient sale. Chez certaines personnes, l'enlèvement de l'adhésif est plus irritant que les adhésifs eux-mêmes. Dans le cas où la peau est irritée, il est préférable de ne pas remettre la plaque pendant 24 heures. Si la peau est irritée, il peut être conseillé de donner à la peau un repos pendant une journée ou jusqu'à ce que la zone guérisse et de ne recouvrir la stomie qu'avec une embase rigide sans colle ou avec un filtre en mousse. Il existe des adhésifs hydrocolloïdes spéciaux pour peau sensible.

Il est important d'utiliser une lingette composée d'acool et sans parfum pour nettoyer la peau et d'en éliminer la graisse (par ex., Skin Prep™, Smith & Nephew, Inc. Largo, Floride) avant de fixer une plaque adhésive.

Soin de la stomie lors de l'utilisation du tube de trachéotomie : l'accumulation de mucus et le frottement de la canule de trachéotomie peuvent irriter la peau autour de la stomie. La peau autour de la stomie doit être nettoyée au moins deux fois par jour afin d'éviter les odeurs, les irritations et les infections. Si la zone apparaît rouge, gonflée ou sent mauvais, le nettoyage de la stomie devra être effectué plus fréquemment. Il est conseillé de contacter son médecin si une éruption cutanée, une odeur inhabituelle et/ou un drainage vert jaunâtre apparaissent autour de la stomie.

Irritation cutanée autour de la stomie

Si la peau autour de la stomie devient irritée et rouge, il est préférable de la laisser à découvert et de ne pas l'exposer à des solvants pendant quelques jours afin qu'elle puisse guérir. Parfois, les personnes peuvent développer une irritation à certains solvants utilisés pour préparer et coller la plaque adhésive. Il est utile d'éviter ces solvants et d'en trouver d'autres ne causant pas d'irritation. L'utilisation d'un adhésif hydrocolloïde est souvent une bonne solution pour les patients ayant une peau sensible.

Si des signes d'infection tels que des ulcères et des rougeurs sont présents, des antibiotiques topiques peuvent être utilisés. Demander conseil à un médecin est important, surtout si la lésion ne guérit pas. Le médecin peut obtenir une culture bactérienne de la zone affectée afin de guider le choix de la thérapie antimicrobienne.

Protection de la stomie de l'eau lors de la douche

Il est important d'empêcher l'eau d'entrer dans la stomie en prenant une douche. Une petite quantité d'eau dans la trachée ne cause généralement aucun mal et peut être rapidement toussée. Cependant, l'inhalation d'une grande quantité d'eau peut être dangereuse.

Pour empêcher l'eau d'entrer dans la stomie il convient de :

- couvrir la stomie avec la paume de la main ou le pouce et ne pas inhaler l'air lorsque l'eau est dirigée vers la stomie.

- porter une bavette étanche (protecteur de douche) avec le côté en plastique vers l'extérieur.

- utiliser un dispositif commercial recouvrant la stomie.

- porter une bavette de stomie ou une plaque adhésive avec le filtre ECH pendant la douche peut être suffisant, surtout si l'eau est dirigée loin de la stomie. Il est également utile de retenir sa respiration pendant quelques secondes lorsque l'on nettoie la peau près de la stomie. Prendre une douche en fin de journée juste avant de retirer le filtre ECH et la plaque adhésive est un bon moyen pour se protéger de l'eau. Cette méthode simple peut rendre la prise d'une douche plus aisée.

- vous lavez les cheveux en abaissant le menton au-dessus de la stomie en fléchissant le cou.

Eau et pneumonie

Les laryngectomisés courent le risque d'inhaler (aspirer) de l'eau qui peut ne pas être exempte de bactéries. L'eau du robinet contient des bactéries ; le nombre de bactéries varie en fonction de l'efficacité des installations de traitement de l'eau et de la propreté de leur source (par ex., puits, lac, rivière, etc.). L'eau de piscine contient du chlore qui réduit, mais ne stérilise jamais complètement l'eau. L'eau de mer contient de nombreuses bactéries ; leur nature et leur concentration varient.

Lorsque de l'eau impure pénètre dans les poumons, elle peut être à l'origine d'une pneumonie. Le développement d'une pneumonie d'aspiration dépend de la quantité d'eau inhalée, de la quantité expectorée, ainsi que du système immunitaire de l'individu.

Empêcher une aspiration dans la stomie

L'une des principales causes d'urgence respiratoire chez les laryngectomisés est l'aspiration dans la trachée d'un petit morceau de mouchoir en papier ou de serviette en papier. Ceci peut être très dangereux et entraîner une asphyxie. Cela arrive habituellement après avoir couvert la stomie avec un mouchoir en papier pour contenir une toux ou des crachats. Après avoir toussé, il s'ensuit une inspiration très profonde qui peut aspirer le papier dans la trachée. L'emploi d'un mouchoir en tissu ou d'une serviette épaisse en papier qui ne se déchire pas facilement même en étant mouillée permet d'éviter un tel incident. Ainsi, il convient d'éviter l'emploi de tissus fins.

Une autre façon de prévenir l'aspiration des mouchoirs ou serviettes en papier est de retenir son souffle jusqu'à ce que l'on ait complètement fini d'essuyer les glaires et enlevé le mouchoir ou la serviette en papier de la zone de la stomie.

La couverture permanente de la stomie par un filtre ECH, une couverture filtrante en mousse ou d'une autre forme de couverture de stomie permet d'éviter l'aspiration de tout corps étranger.

L'aspiration d'eau dans la stomie tout en prenant une douche peut être evitée en portant un dispositif qui recouvre la stomie (voir ci-dessus). On peut aussi garder la valve ECH en se douchant et/ou éviter de respirer lorsque l'eau est dirigée vers le site de la stomie.

Prendre un bain dans une baignoire peut être fait en toute sécurité aussi longtemps que le niveau d'eau n'atteint pas la stomie. Les zones au-dessus de la stomie doivent être lavées avec un gant de toilette et du savon. Il est important d'empêcher l'eau savonneuse d'entrer dans la stomie.

CHAPITRE 9 :

Échangeur de Chaleur et d'Humidité (ECH)

Un échangeur de chaleur et d'humidité (ECH ou en anglais HME pour Heat and Moisture Exchanger) sert de couverture de stomie et crée un joint étanche autour de la stomie. Le ECH filtre non seulement la poussière et d'autres grosses particules flottant dans l'air, mais il préserve également une partie de l'humidité et de la chaleur à l'intérieur des voies respiratoires qui en son absence seraient perdues. Les ECH aident ainsi à rétablir le conditionnement normal de l'air respiré, en termes de température, d'humidité et de propreté.

Avantages des ECH

Il est très important que les laryngectomisés portent un ECH. Les ECH sont disponibles auprès d'Atos Medical, d'InHealth Technologies (Figure 6), et Ceredas (Figure 7). Le ECH peut être fixé à l'aide d'un dispositif intraluminal inséré dans la trachée ou la stomie, de type canule de laryngectomie ou trachéotomie, bouton de Barton Mayo ™ et/ou Lary Button™. Il peut également être inséré dans une plaque adhésive attachée à la peau autour de la stomie.

Les cassettes ECH sont conçues pour être enlevées et remplacées quotidiennement. Les supports en mousse dans les cassettes sont traités avec des agents dotés de propriétés antimicrobiennes et aident à retenir l'humidité dans les poumons. Ils ne doivent être ni lavés ni réutilisés parce que ces agents perdent leur efficacité au fil du temps ou lorsqu'ils sont rincés par avec de l'eau ou d'autres agents de nettoyage.

Les filtres ECH captent l'air chaud et humidifié lors de l'expiration. Ils peuvent être imprégné de chlorhexidine (agent antibactérien), de chlorure de sodium (NaCl), de sels de chlorure de calcium (retient l'humidité) ou de charbon actif (absorbe les émanations volatiles).

Les avantages des filtres ECH comprennent également : l'augmentation de l'humidité dans les poumons (ce qui diminue la production de mucus), la diminution de la viscosité des sécrétions des voies respirtoires, la diminution du risque de bouchons de mucus et le rétablissement d'une résistance normale des voies respiratoires à l'air inhalé, ce qui préserve la capacité pulmonaire.

De plus, un ECH spécial combiné à un filtre électrostatique réduit également le passage de bactéries, virus, poussière et pollen. Inhaler moins de pollen peut réduire l'irritation des voies aériennes durant la haute saison des allergènes. Le port d'un ECH avec filtre peut réduire le risque d'attraper ou de transmettre les infections virales et bactériennes, particulièrement dans les espaces bondés ou confinés. Un nouveau filtre ECH conçu pour filtrer les pathogènes respiratoires potentiels est disponible (Provox Micron ™, Atos Medical).

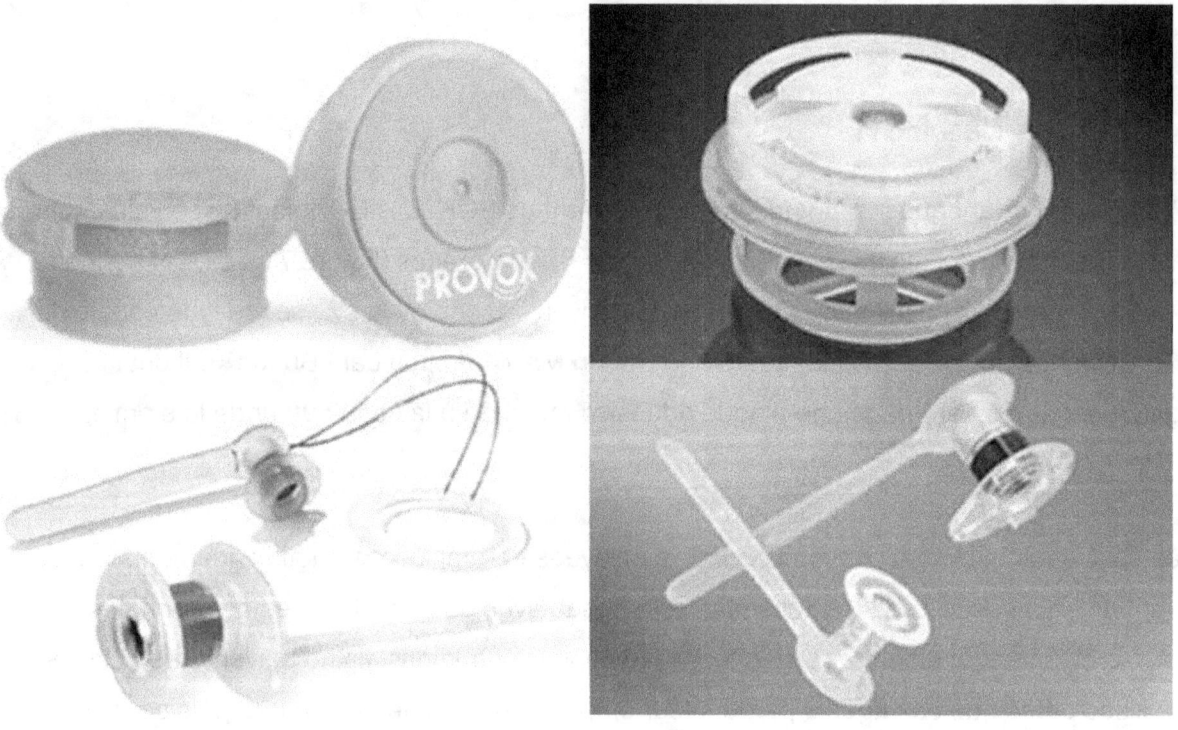

Figure 6: Filtres ECH (rangée supérieure) et prothèses vocales (rangée inférieure) Atos (à droite) et InHealth (à gauche)

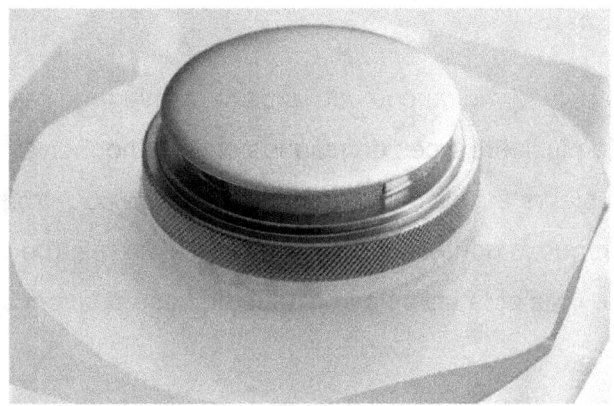

Figure 7: Filtres ECH Ceredas.

Il est important de se rendre compte qu'une simple couverture de la stomie au moyen d'un filtre laryngofoam™, d'un foulard, d'un bandana, etc., ne confère pas les mêmes avantages qu'un filtre ECH pour un patient laryngectomisé.

Effets d'un ECH sur la respiration du laryngectomisé

La laryngectomie compromet le système respiratoire en permettant à l'air inhalé de contourner le nez et les voies aériennes supérieures qui fournissent normalement aux poumons l'humidification, la filtration et la chaleur. Elle réduit également la résistance et l'effort nécessaire pour l'inspiration en supprimant la résistance à l'air et en raccourcissant la distance que l'air parcourt jusqu'au poumon. Cela signifie que les laryngectomisés fournissent un moins grand effort que lorsque l'air doit passer à travers les voies aériennes supérieures (nez, gorge) et que leurs poumons se gonflent moins qu'avant, à moins que la personne ne travaille à conserver leur capacité pulmonaire grâce au sport et à d'autres méthodes. Un ECH augmente la résistance à l'inspiration, augmente ainsi les efforts d'inspiration et préserve donc la capacité pulmonaire antérieure.

Mise en place d'une plaque pour ECH

La clé pour prolonger l'utilisation de la plaque adhésive est non seulement de la coller correctement en place, mais également d'enlever les anciens adhésifs et la colle de la peau. La préparation soigneuse de la peau est très importante (Figure 8).

Chez certaines personnes, la forme du cou autour de la stomie rend l'ajustement d'une plaque adhésive difficile. Il existe plusieurs types de plaques et un orthophoniste/logopédiste peut aider à choisir la meilleure. Plusieurs essais peuvent être nécessaire pour trouver la meilleure plaque ECH. Au fil du temps, lorsque le gonflement post-chirurgical se résorbe et que la zone autour de la stomie se redessine, le type et la taille de la plaque de base peuvent changer.

Nous présentons ci-après les recommandations/conseils suggérés quant à la façon de placer la plaque de base pour le filtre ECH. Tout au long du processus, il est important d'être patient afin de permettre à la pellicule liquide formant la protection (par ex., Skin Prep™, Smith & Nephew, Inc. Largo, Floride) et à la plaque adhésive en silicone de sécher avant de passer à l'étape suivante.

Cela prend du temps, mais il est important de suivre ces conseils :

1. Nettoyez la vieille colle avec une lingette spéciale qui enlève l'adhésif (ex.: Remove™, Smith & Nephew, Inc. Largo, Floride);

2. Essuyez la peau avec une gaze imbibée d'alcool. (si vous ne le faites pas, le Remove™ interférera avec le nouvel adhésif);

3. Essuyez la peau avec une serviette humide;

4. Lavez la peau avec une serviette mouillée avec du savon ;

5. Nettoyez le savon avec une serviette humide et séchez complètement;

6. Appliquez le Skin Prep™ et laissez sécher pendant 2 à 3 minutes;

7. Pour une plus forte adhésion, appliquez un adhésif pour la peau en silicone ou une lingette Skin-Tac™ (Torbot, Toller, Rhode Island, 20910) et laissez sécher pendant 3 à 4 minutes (ceci est particulièrement important pour les utilisateurs d'une valve du kit mains libres);

8. Fixez la plaque adhésive pour le filtre ECH au meilleur endroit pour permettre un bon débit d'air et une bonne fixation ;

9. Lorsque vous utilisez le kit mains libres avec un filtre ECH attendez de 5 à 30 minutes avant de parler pour permettre à l'adhésif de bien sécher.

Certains orthophonistes/logopédistes recommandent de chauffer la plaque avant de la coller soit en la frottant avec les mains, soit en la tenant sous l'aisselle pendant quelques minutes, ou soit en l'exposant à l'air chaud d'un sèche-cheveux. Veillez à ce que l'adhésif ne devienne pas trop chaud. Le réchauffement de l'adhésif est particulièrement important lorsque vous utilisez un adhésif hydrocolloïde puisque c'est la chaleur qui active la colle.

Une vidéo réalisée par Steve Staton montre le placement de la plaque :
http://www.youtube.com/watch?v=5Wo1z5_n1j8

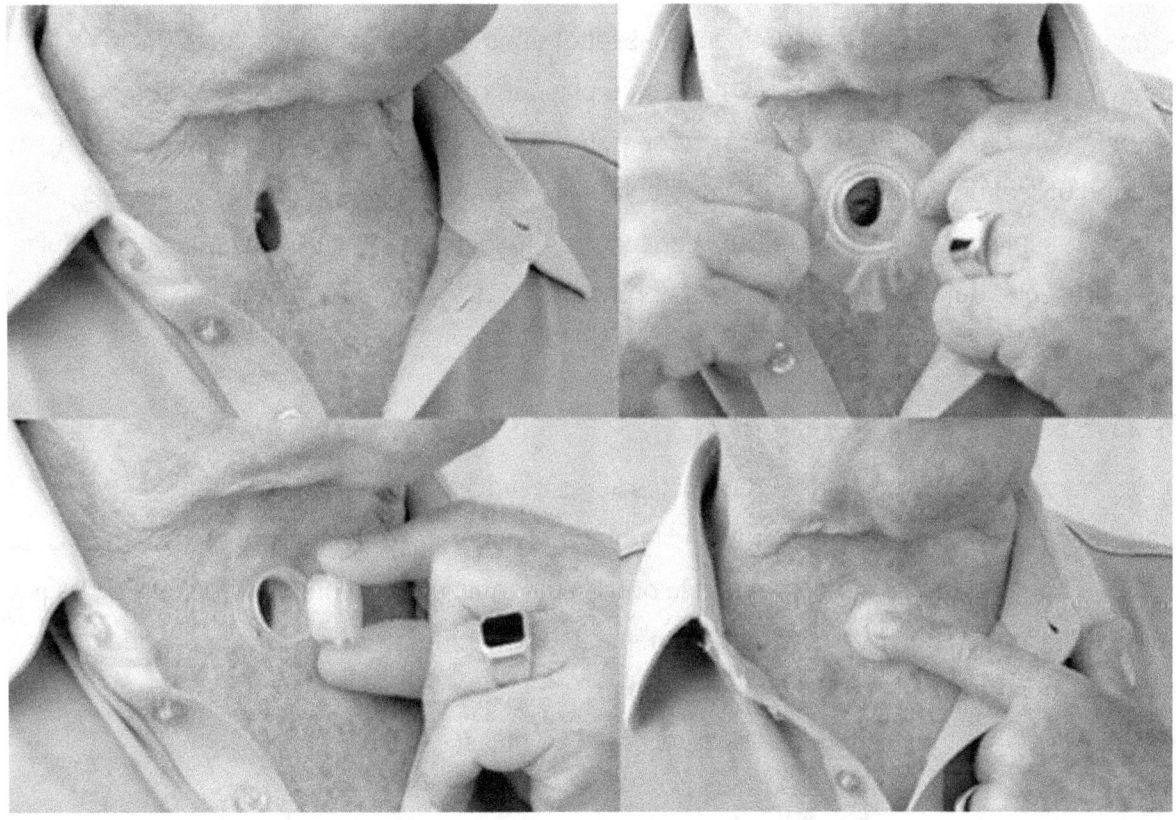

Figure 8 : Placement de la plaque adhésive et d'une valve ECH sur un stoma

Utilisation d'une valve ECH - mains libres

La valve mains libres ECH permet de parler sans avoir besoin d'appuyer manuellement dessus pour la fermer, bloquant ainsi l'expiration à travers la stomie et dirigeant l'air vers la prothèse vocale. Ce dispositif libère les mains et facilite les possibilités professionnelles et récréatives. Notez que lorsque vous utilisez une valve ECH mains libres, une pression plus forte est générée lorsque l'air est expiré, ce qui peut entraîner un décollement de la plaque de base. Réduire la pression d'expiration en parlant, parler plus lentement et doucement (presque chuchoter), et prendre une respiration après 5 à 7 mots peuvent empêcher une rupture de l'étanchéité. La tenir avec un doigt avant d'avoir besoin de parler fort peut également aider. Il est également important de retirer rapidement la valve avant de tousser.

Valve ECH - mains libres sont disponibles auprès d'Atos Medical, d'InHealth Technologies, et Ceredas. Le filtre à air (également appelé cassette) dans le dispositif mains libres doit être changé régulièrement - toutes les 24 heures ou plus tôt s'il devient sale ou couvert de mucus. Cependant, le dispositif ECH peut être utilisé pendant une longue période (de six mois à un an) avec une utilisation et des nettoyages appropriés. Le dispositif mains libres nécessite des ajustements initiaux pour s'adapter aux capacités de respiration et de parole du laryngectomisé. Des instructions détaillées sur l'utilisation et l'entretien des systèmes sont fournies par leurs fabricants.

La clé pour parler avec une valve ECH mains libres est d'apprendre à parler sans rompre l'étanchéité. L'utilisation de la respiration diaphragmatique permet d'exhaler plus d'air, réduisant ainsi les efforts de parole et augmentant le nombre de mots qui peuvent être articulés à chaque respiration. Cette méthode empêche l'augmentation de la pression d'air dans la trachée qui peut décoller la plaque de base. Il faut du temps et de la patience pour apprendre à parler ainsi, et les conseils d'un orthophoniste qualifiés peuvent être utiles.

Il est très important de placer la plaque adhésive selon les étapes décrites dans la section sur les soins de la valve ECH (voir mise en place d'une plaque pour ECH, page 65), y compris le nettoyage de la zone autour de la stomie avec Remove™, alcool, eau et savon, en plaçant la Skin Prep™ et enfin la colle (Skin Tag™). Le suivi de ces conseils peut prolonger la durée de vie du système et réduire la probabilité d'une fuite d'air.

L'inspiration de l'air est légèrement plus difficile en utilisant une valve ECH mains libres par rapport à une valve ECH normale. Il est possible d'ajuster la résistance et de permettre l'entrée d'une plus grande quantité d'air en tournant la valve dans le sens contraire des aiguilles d'une montre dans les systèmes d'Atos FreeHands™ et d'InHealth HandsFree™.

Malgré les difficultés rencontrées afin de garder le système étanche, de nombreux laryngectomisés apprécient la possibilité de parler d'une manière plus naturelle et ainsi que d'avoir les mains libres. Certains se rendent compte qu'il est possible de garder l'étanchéité beaucoup plus longtemps en utilisent un amplificateur vocal qui diminue la pression trachéale et donc l'effort. (voir Augmentation de la voix à l'aide d'un amplificateur vocal, page 50)

Porter une valve ECH la nuit

Certaines valves ECH sont homologuées pour être utilisées 24 heures sur 24. En l'absence de fuites, on peut garder le système pendant la nuit. S'il y a des fuites, il est possible d'utiliser une plaque adhésive adaptée pour la nuit. Une plaque comme Atos Xtra BasePlate™ peut être découpée en enlevant la partie molle extérieure et en laissant la pièce rigide intérieure. La plaque est "collante" et peut donc couvrir la stomie sans colle et même permettre de parler. Il est également possible d'utiliser la valve ECH insérée dans un LaryTube pour la nuit.

Couvrir (masquer) la valve ECH

Après une laryngectomie, les patients respirent à travers une trachéostomie qui connecte la trachée à l'extérieur à travers une stomie (ouverture) sur leur cou. La plupart placent une valve ECH ou un filtre de mousse au-dessus de la stomie pour filtrer l'air inhalé et pour maintenir la chaleur et l'humidité dans les voies aériennes supérieures. La stomie recouverte est proéminente et les laryngectomisés doivent décider s'ils veulent la laisser à découvert ou la recouvrir par un foulard, des bijoux ou une autre pièce de vêtement.

Les avantages et inconvénients de chaque choix sont comme suit :

La respiration peut être plus facile sans une couverture supplémentaire qui tend à interférer avec le flux d'air. Le fait de laisser la stomie exposée permet un accès plus facile pour le nettoyage et l'entretien, ainsi que l'enlèvement rapide de la valve ECH s'il faut tousser ou éternuer. L'envie de tousser ou d'éternuer est souvent très soudaine et si la valve ECH n'est pas enlevée rapidement, elle risque de se boucher avec du mucus.

Exposer le site fournit une explication tacite de la voix faible et enrouée de nombreux laryngectomisés et encourage les autres personnes à les écouter plus attentivement. Il est également plus facile pour les prestataires de soins de reconnaître l'anatomie unique du laryngectomisé si une ventilation respiratoire est urgente. Si le patient est ventilé par la bouche au lieu de la stomie (voir Assurer des soins urgents adéquats chez les patients Laryngectomisés et trachéostomisés, page 136).

Afficher ouvertement le site couvert de la stomie révèle également les antécédents médicaux de la personne et le fait qu'il/elle est un(e) survivant(e) du cancer qui vit avec son handicap. Bien qu'il y ait beaucoup de survivants de divers cancers dans la communauté, les antécédents de cancer sont en général cachés pour une apparence extérieure normale.

Les personnes qui choisissent de couvrir leur site de stomie avec un foulard ou une couverture de stomie ad hoc, le font souvent parce qu'elles ne veulent pas que les autres soient offensés par la vue de la trachéostomie. Elles ne veulent pas non plus exposer leur défiguration et souhaitent avoir l'air aussi normal que possible. La couverture de la stomie est plus fréquente chez les femmes qui sont plus soucieuses de leur apparence physique. Certaines personnes estiment que le fait d'être un laryngectomisé n'est qu'une petite partie de ce qu'elles sont en tant qu'être et elles ne veulent pas en "faire la publicité".

Chaque approche a ses avantages et ses inconvénients, et le choix final reste individuel.

CHAPITRE 10 :

Prothèses vocale et voix trachéo-œsophagienne

Pour les patients souhaitant parler avec une voix trachéo-œsophagienne, une fistule trachéo-œsophagienne reliant la trachée et l'œsophage est créée chirurgicalement et une prothèse vocale est insérée dans cette fistule. Lors de l'expiration, l'air pulmonaire de la trachée passe dans l'œsophage à travers la prothèse en silicone et cet air met en vibration les muqueuses du pharynx inférieur pour générer des sons. Dans le même temps la nourriture et les liquides absorbés par la bouche ne pourront pas passer au travers de la prothèse vers la trachée car ils seront retenus par une valve installée dans la prothèse phonatoire qui n'ouvre que dans le sens trachée œsophage.

Types de prothèses vocales

Il existe deux types de prothèses vocales qui diffèrent selon la personne qui effectue les changements de prothèses : les prothèses changées par le patient et les prothèses changées par le médecin ORL (et dans certains pays par les logopédistes).

Les prothèses changées par le médecin, aussi appelées à demeure (indwelling), fonctionnent généralement plus longtemps que les prothèses changées par le patient. Cependant, la prothèse finit par avoir des fuites essentiellement parce que des champignons (candida) et autres micro-organismes poussent sur le silicone, empêchant ainsi la fermeture complète du clapet de la valve. Lorsque le clapet ne ferme plus la valve complètement, des liquides peuvent passer à travers la prothèse vocale dans les poumons (voir ci-dessous la section sur les causes de fuite d'une prothèse vocale, page 73) et un changement par le médecin devient nécessaire.

Une prothèse à demeure peut bien fonctionner bien pendant des mois, voir des années. Cependant, certains orthophonistes/logopédistes pensent que la prothèse devrait être changée aux alentours de 6 mois, même si elle ne fuit pas, parce que cela pourrait conduire à la dilatation du site de la fistule.

La prothèse vocale gérée par le patient offre un plus grand degré d'indépendance. Le changement est effectué régulièrement par le laryngectomisé, soit environ tous les 7 à 14 jours. Certaines personnes ne changent la prothèse que lorsque des fuites apparaissent. L'ancienne prothèse peut être nettoyée et réutilisée plusieurs fois.

Un certain nombre de facteurs détermine la capacité d'une personne à utiliser une prothèse changée par le patient :

- l'emplacement de la fistule doit être facilement accessible; le site peut toutefois migrer au fil du temps, ce qui le rend moins accessible.

- Le laryngectomisé doit avoir une vue adéquate et une bonne dextérité pour effectuer le changement de prothèse en suivant toutes les étapes nécessaires/recommandées.

- une prothèse vocale à demeure ne doit pas être changée aussi souvent qu'une prothèse vocale changée par le patient.

Deux vidéos postées par Steve Staton démontrent le changement de la prothèse vocale par le patient : https://www.youtube.com/watch?v=nF7cs4Q29WA&feature=chan+nel_page et https://www.youtube.com/watch?v=UkeOQf_ZpUg&feature=relmfu

La principale différence entre la prothèse vocale à demeure, changée par l'ORL, et celle changée par le patient est la taille des colerettes externes qui sont de plus grande sur les prothèses à demeure, ce qui les rend plus difficiles à être délogées accidentellement. Une autre différence est que l'ailette d'insertion ne doit pas être coupée lors de l'utilisation de prothèse changée par le patient, car elle permet d'ancrer la prothèse. Il n'y a généralement aucune différence dans la qualité de la voix entre les deux types de prothèses.

Que faire si la prothèse fuit ou est déplacée

Si une prothèse fuit, s'est délogée ou a été retirée accidentellement par le patient, une nouvelle prothèse changée par le patient peut être insérée, à condition bien sûr d'avoir sur soi une prothèse supplémentaire. En l'absence de prothèse de rechange, un cathéter peut être inséré dans la fistule afin d'empêcher sa fermeture qui peut survenir en quelques heures. L'insertion d'un cathéter ou d'une nouvelle prothèse permet d'éviter une intervention chirurgicale pour créer une nouvelle fistule.

Si une fuite de liquides se produit à travers le centre de la prothèse, un obturateur (spécifique au type et à la largeur de la prothèse) peut être placé temporairement jusqu'à ce que la prothèse puisse être changée. Il est recommandé aux personnes utilisant une prothèse vocale d'avoir à leur disposition un obturateur de prothèse et un cathéter.

Causes de fuite de la prothèse vocale

Il y a deux possibilités de fuite d'une prothèse vocale ; une fuite par le centre de la prothèse et une fuite autour de la prothèse.

La fuite à **travers la prothèse** vocale est principalement due à la fermeture non hermétique de la valve. Ceci peut résulter de la colonisation de la valve par des champignons ou d'un clapet coincé en position ouverte. Le clapet peut aussi être maintenu ouvert par un morceau de nourriture, du mucus ou des cheveux (en cas de lambeau) coincés dans la valve ou par le contact du dispositif avec la paroi œsophagienne postérieure. Inévitablement, toutes les prothèses vont finir par avoir une fuite, qu'il s'agisse d'une colonisation par des champignons (Candida) ou d'une simple défaillance mécanique.

Si une fuite apparait à travers la prothèse dès son insertion, le problème est généralement dû au fait que le clapet reste ouvert en raison de la pression négative générée par la déglutition. Ceci peut être corrigé en utilisant une prothèse offrant une plus grande résistance. Une telle prothèse vocale peut demander plus d'efforts pour parler mais il est néanmoins très important de prévenir les fuites chroniques dans les poumons.

Les fuites **autour de la prothèse** vocale sont moins fréquentes et sont principalement dues à la dilatation de la fistule trachée-œsophagienne ou à l'incapacité d'agripper la prothèse. Ces fuites ont été associées à une durée de vie plus courte des prothèses. Lors de l'insertion de la prothèse vocale, une certaine dilatation de la fistule se produit, mais si le tissu est sain et élastique, il devrait se rétrécir rapidement autour de la prothèse. Un manque de contraction peut être associé au reflux gastro-œsophagien, à une mauvaise nutrition, à l'alcoolisme, à l'hypothyroïdie, à un mauvais placement de la perforation, à du tissu de granulation, à une prothèse mal ajustée, à un traumatisme du tractus de la fistule, à une récidive tumorale ou à une nécrose liée à la radiothérapie.

Une fuite autour de la prothèse peut également se produire si la prothèse est trop longue pour l'épaisseur de la fistule de l'utilisateur. Chaque fois que cela se produit, la prothèse vocale va se déplacer comme un piston d'avant en arrière dans le conduit et le dilater. L'épaisseur de la fistule doit être mesurée et une prothèse de longueur plus appropriée insérée. Dès lors, les fuites devraient se résoudre dans les 48 heures, mais si le problème persiste, une évaluation médicale complète est justifiée afin de déterminer la cause du problème.

Une autre cause de fuite autour de la prothèse est un rétrécissement (stricture) de l'œsophage. Le rétrécissement de l'œsophage force le laryngectomisé à avaler en utilisant une plus grande force pour permettre à la nourriture ou au liquide de franchir la sténose. La pression de déglutition excessive pousse la nourriture ou le liquide autour de la prothèse.

Plusieurs procédures ont été utilisées pour traiter les fuites persistantes autour de la prothèse. Il s'agit notamment : 1) du retrait temporaire de la prothèse et de son remplacement par un cathéter de plus petit diamètre afin de favoriser le rétrécissement spontané; 2) d'une suture en bourse autour de la fistule; 3) de l'injection de graisse autologue, de gel de collagène ou autres substances autour de la fistule; 4) de la cautérisation électrique ou avec du nitrate d'argent; et 5) de l'insertion d'une prothèse plus grande pour arrêter la fuite. Le traitement du reflux gastrique qui est la cause la plus fréquente de fuite, peut permettre au tissu œsophagien de guérir.

L'augmentation du diamètre de la prothèse n'est généralement pas recommandée. En général, une prothèse vocale de plus grand diamètre est plus lourde et le tissu affaibli n'est souvent pas en mesure de soutenir un plus grand dispositif, ce qui tend à aggraver le problème. Cependant, d'aucuns pensent que l'utilisation d'une prothèse de plus grand diamètre réduit la pression pour parler (un plus grand diamètre permet un passage facilité de l'air), ce qui favoriserait la guérison tissulaire pendant que la cause sous-jacente (le plus souvent le reflux) est traitée.

L'utilisation d'une prothèse avec une plus grande colerette œsophagienne et/ou trachéale peut être utile, car la colerette agit comme une rondelle pour sceller la prothèse contre les parois de l'œsophage et/ou de la trachée, empêchant ainsi la fuite.

Les deux types de fuite peuvent causer une toux excessive pouvant conduire au développement de hernies inguinales ou de la paroi abdominale. Le liquide peut pénétrer dans les poumons et provoquer une pneumonie d'aspiration. Toute fuite peut être confirmée par la visualisation directe d'un liquide coloré bu, à travers ou autour de la prothèse. Si une fuite se produit et ne peut pas être corrigée après le brossage et le rinçage de la prothèse vocale, celle-ci doit être changée dès que possible.

Au fil du du temps, une prothèse vocale tend généralement à durer plus longtemps avant qu'elle ne commence à fuir. Ceci est du au fait que la tuméfaction et la production accrue de mucus sont réduits et que les voies respiratoires s'adaptent à la nouvelle condition. L'amélioration est également due à une meilleure gestion des prothèses par les laryngectomisés qui se familiarisent avec leur appareil.

Les patients avec une prothèse doivent être suivis par un spécialiste (ORL, orthophoniste/logopédiste) en raison de changements des voies aéro-digestives. La tuméfaction initiale résultant de la chirurgie et de la radiation diminue graduellement, amenant des changements en longueur et en diamètre de la fistule trachéo-œsophagienne. Des mesures répétées de la fistule peuvent être nécessaires pour adapter la prothèse vocale.

Un des avantages d'avoir une prothèse vocale est qu'elle peut aider à déloger des aliments coincés dans un pharynx étroit. Lorsque les aliments se coincent au-dessus de la prothèse, essayer de parler ou de souffler de l'air à travers la prothèse vocale peut parfois forcer la nourriture vers le haut et lever l'obstruction (voir comment enlever – ou avaler - des aliments coincés dans la gorge ou l'œsophage, page 84).

La prothèse peut devoir être changée s'il y a une altération de la qualité de la voix, surtout lorsque la voix devient plus faible ou qu'on a besoin de plus d'effort pour parler. Cela peut être dû à la croissance de la levure (champignon) qui interfère avec l'ouverture de la valve.

Prévenir les fuites d'une prothèse vocale

Il est conseillé de nettoyer la lumière interne de la prothèse vocale au moins deux fois par jour et après chaque repas. Un nettoyage approprié peut prévenir et/ou stopper les fuites à travers la prothèse vocale:

1. Avant d'utiliser la brosse fournie par le fabricant, trempez-la dans une tasse d'eau chaude et laissez-la pendant quelques secondes.

2. Insérez (pas trop profondément) la brosse dans la prothèse et tournez-la à plusieurs reprises pour en nettoyer l'intérieur.

3. Enlevez la brosse, rincez-la à l'eau chaude et répétez le processus 2 à 3 fois jusqu'à ce qu'aucun résidu ne ressorte sur la brosse. Comme la brosse est trempée dans de l'eau chaude, il faut veiller à ne pas l'insérer au-delà de la valve interne de la prothèse vocale pour éviter de traumatiser l'œsophage avec une chaleur excessive.

4. Rincez deux fois la prothèse vocale à l'aide de la poire fournie par le fabricant en utilisant de l'eau potable tiède (pas chaude!). Pour éviter d'endommager l'œsophage, goûtez d'abord l'eau pour vous assurer que la température de l'eau n'est pas trop élevée. L'eau chaude fonctionne mieux que l'eau à température ambiante dans le nettoyage de la prothèse, sans doute parce

qu'il dissout les sécrétions sèches et le mucus et peut-être même chasse à l'extérieur (ou même tue) certaines colonies de levures qui s'étaient formées sur la prothèse.

Que faire si une prothèse à demeure fuit

Une fuite peut survenir si du mucus sec, une particule de nourriture, ou des cheveux (en cas de lambeau libre) empêche une fermeture complète de la valve de la prothèse. Le nettoyage de la prothèse en la brossant et en la rinçant avec de l'eau tiède (voir la section précédente) peut enlever ces obstructions et stopper la fuite.

Les champignons ou autres causes de fuite prennent du temps à se former et, par conséquent, les causes de fuite d'une prothèse neuve sont différentes. Si la fuite à travers la prothèse vocale se produit dans les trois jours suivant son insertion, elle peut être due à une prothèse défectueuse ou à un placement incorrect. Si un rinçage à l'eau tiède ou un brossage ne permet pas de résoudre la fuite, une rotation prudente de la prothèse peut être essayée. Si la fuite persiste, la prothèse vocale doit être remplacée.

La façon la plus simple d'arrêter temporairement la fuite jusqu'à ce que la prothèse vocale puisse être changée est d'utiliser un obturateur. Celui-ci est spécifique pour chaque type et largeur de prothèse vocale. Ainsi, avoir un obturateur disponible avec soi est une bonne idée. L'obturation de la prothèse empêchera de parler, mais il sera alors possible de manger et boire sans fuite. L'obturateur peut être enlevé après avoir bu et mangé et réinséré au besoin. Il s'agit d'une solution temporaire jusqu'à ce que la prothèse vocale soit remplacée.

Il est important de rester bien hydraté malgré les fuites. Il faut limiter les pertes en liquide dues à la transpiration par temps chaud en restant dans un environnement climatisé ainsi que d'ingérer des liquides moins fluides. Les fluides plus visqueux (p. ex., gelée, soupe, farine d'avoine, toasts trempés dans le lait, yogourt) ont tendance à moins passer dans la prothèse et peuvent fournir les liquides essentiels en dépit de la fuite. Les fruits et légumes (p. ex., pastèque, pommes, etc.) contiennent une grande quantité d'eau. Le café et les boissons gazeuses sont plus susceptibles de fuir. De plus, les boissons contenant de la caféine augmentent l'urination et doivent être évitées. La meilleure façon de trouver ce qui fonctionne est d'essayer prudemment avec une petite quantité.

Une autre méthode pour réduire une fuite jusqu'à ce que la prothèse puisse être changée est d'essayer d'avaler le liquide comme s'il s'agissait d'un aliment. Cette méthode est moins susceptible de provoquer une fuite de liquide à travers la prothèse vocale.

Nettoyage de la prothèse vocale

Il est recommandé de nettoyer la prothèse vocale au moins deux fois par jour (matin et soir), et de préférence après avoir mangé (voir: prévenir les fuites d'une prothèse vocale, page 76) parce que c'est le moment où la nourriture et le mucus peuvent rester coincer. Le nettoyage est particulièrement utile après avoir mangé des aliments collants ou à chaque fois que la voix est faible.

Initialement, le mucus autour de la prothèse doit être nettoyé à l'aide de pincettes, de préférence avec des bouts arrondis. Par la suite, la brosse fournie par le fabricant doit être insérée dans la prothèse, tournée et enfoncée d'avant en arrière. La brosse doit être bien lavée avec de l'eau tiède après chaque nettoyage. La prothèse est ensuite rincée deux fois avec de l'eau tiède (mais pas chaude) à l'aide de la poire fournie par le fabricant.

La poire de rinçage doit être introduite dans l'ouverture de la prothèse tout en appliquant une légère pression pour obtenir un contact étanche. L'angle avec lequel l'on doit placer la pointe de la poire varie entre les individus et peut être contrôlé avec votre soignant. Le rinçage de la prothèse doit être fait en douceur, car l'utilisation de trop de pression peut entraîner des éclaboussures d'eau dans la trachée. Si le rinçage avec de l'eau est problématique, il peut également être fait avec de l'air.

Les fabricants de chaque brosse de prothèse vocale et de poire de rinçage fournissent des indications sur la façon de les nettoyer et quand ils doivent être jetés. La brosse doit être remplacée lorsque ses fils sont pliés ou usés.

La brosse de la prothèse et la poire de rinçage doivent être nettoyées avec de l'eau chaude et du savon, si possible, et séchées avec une serviette après chaque utilisation. Une façon de les garder propres est de les placer sur une serviette propre et les exposer à la lumière du soleil pendant quelques heures chaque jour. Cela permet de tirer parti de la puissance antibactérienne de la lumière ultraviolette du soleil pour réduire le nombre de bactéries et de champignons.

Placer 2 à 3 cc de solution saline stérile dans la trachée au moins deux fois par jour (et plus si l'air est sec), porter un ECH 24 heures sur 24 et utiliser un humidificateur peuvent garder le mucus humide et réduire l'obstruction de la prothèse vocale.

Prévention de la croissance de levures sur la prothèse vocale

La prolifération de champignons est l'une des causes de fuite d'une prothèse vocale. Néanmoins, il faut un certain temps avant que des colonies de levures puissent s'établir en quantité suffisante pour empêcher la fermeture de la valve. Par conséquent, ne pas pouvoir supprimer une fuite immédiatement après avoir changé la prothèse vocale est du à d'autres causes que la présence de champignons/levure.

La présence de levure doit être établie par la personne qui change la prothèse vocale défaillante. Ceci peut être fait en observant des colonies typiques (Candida) qui empêchent la valve de se fermer et, si possible, en envoyant un spécimen de la prothèse vocale pour culture fongique.

La mycostatine (un agent antifongique) est souvent utilisé afin de prévenir une fuite de la prothèse vocale due aux champignons. Elle est disponible sur ordonnance médicale et sous forme de suspension ou de comprimés. Les comprimés peuvent être écrasés et dissous dans l'eau.

Il est généralement inapproprié d'administrer automatiquement une thérapie antifongique juste parce que l'on suppose que des champignions sont la cause du dysfonctionnement de la prothèse vocale. Ceci est non seulement coûteux, mais peut aussi conduire à un développement de résistance au traitement antifongique et causer des effets secondaires inutiles. Il y a cependant des exceptions à cette règle. Celles-ci incluent les patients diabétiques qui reçoivent un traitement antifongique préventif, ceux qui suivent un traitement antibiotique, une chimiothérapie ou qui sont sous stéroïdes, ainsi que les patients où la colonisation avec des levures est évidente (langue chargée, etc.).

Il existe plusieurs méthodes visant à prévenir la croissance de levures sur la prothèse vocale comme:

- réduire la consommation de sucres dans les aliments et les boissons ; lors de leur consommation, brossez-vous bien les dents immédiatement après ;

- se brosser bien les dents après chaque repas et surtout avant d'aller dormir ;

- maintenir un taux approprié de glycémie chez les diabétiques ;

- prendre des antibiotiques seulement s'ils sont nécessaires ;

- se brosser les dents 30 minutes après avoir utilisé une suspension orale d'un agent antifongique, parce que certaines de ces suspensions contiennent du sucre ;

- tremper la brosse de la prothèse vocale dans une petite quantité de suspension de mycostatine et brosser l'intérieur de la prothèse vocale avant d'aller dormir (une suspension peut être faite à la maison en dissolvant un quart d'un comprimé de mycostatine dans 3 à 5 cc d'eau). Cela laisse une partie de la suspension à l'intérieur de la prothèse vocale. La suspension non utilisée doit être jetée. Il ne faut pas placer trop de mycostatine dans la prothèse pour éviter qu'elle ne s'infiltre dans la trachée. Prononcer quelques mots après avoir placé la suspension la poussera vers la partie interne de la prothèse vocale ;

- consommer des probiotiques en mangeant du yogourt à culture active et/ou une préparation probiotique ;

- se brosser doucement la langue si elle est chargée de levures (plaques blanches) ;

- remplacer la brosse à dents après avoir traité un problème de champignons pour empêcher la recolonisation de la prothèse ; et

- maintenir propre la brosse de la prothèse vocale.

Utilisation du Lactobacillus acidophilus pour prévenir la croissance de levures.

Un probiotique souvent utilisé pour prévenir la prolifération de champignions (levures) est une préparation contenant des bactéries viables de Lactobacillus acidophilus. Il n'y a pas d'approbation par la FDA (Federal Drug Administration) américaine pour utiliser les Lactobacillus acidophilus dans la prévention de la croissance des levures. Cela signifie qu'il n'y a pas eu d'études contrôlées pour assurer sa sécurité et son efficacité. Les préparations de Lactobacillus acidophilus sont vendues comme supplément nutritionnel et non comme médicament. La posologie recommandée de Lactobacillus acidophilus est comprise entre 1 et 10 milliards de bactéries et les comprimés du commerce contiennent cette quantité recommandée de bactéries. Les suggestions de dosage varient par comprimé, mais généralement il est conseillé de prendre entre un et trois comprimés de Lactobacillus acidophilus tous les jours.

Bien que généralement considérés comme sûrs avec peu d'effets secondaires, les préparations orales de Lactobacillus acidophilus doivent être évitées chez les personnes atteintes de lésions intestinales, d'un système immunitaire affaibli ou d'une prolifération de bactéries intestinales. Chez ces personnes, cette bactérie peut causer des complications graves et parfois potentiellement létales. C'est pourquoi les patients doivent consulter leur médecin avant d'ingérer cette bactérie vivante, particulièrement s'ils sont affectés par les conditions décrites ci-dessus.

CHAPITRE 11 :

Manger, avaler et sentir

Les fonctions élementaires de manger, avaler, et sentir sont modifiées après une laryngectomie. C'est parce que l'irradiation et la chirurgie créent des changements permanents. La radiothérapie peut provoquer une fibrose des muscles de la mastication qui peut conduire à l'incapacité d'ouvrir la bouche (trismus) rendant la prise d'aliments plus difficile. Les difficultés à manger et à avaler peuvent également provenir d'une diminution de la production de salive et d'un rétrécissement de l'œsophage. De plus, une reconstruction par lambeau génère une zone où le péristaltisme (l'ensemble des contractions musculaires permettant la progression d'un contenu à l'intérieur d'un organe creux) est absent. L'odorat est également altéré parce que l'air inhalé ne passe plus par le nez.

Ce chapitre décrit les manifestations et le traitement des défis alimentaires et olfactifs auxquels sont confrontés les laryngectomisés. Il s'agit notamment de problèmes de déglutition, du reflux alimentaire, des sténoses de l'œsophage et des altérations de l'olfaction.

Maintenir une alimentation adéquate après une laryngectomie

Manger peut être un défi à vie pour les laryngectomisés. Ceci à cause de difficultés à avaler, d'une diminution de la production de salive (qui lubrifie la nourriture et facilite la mastication) et une altération des capacités olfactives.

La nécessité de consommer de grandes quantités de liquide tout en mangeant peut rendre difficile l'ingestion de grands repas, parce que les liquides remplissant l'estomac et il reste moins de place pour la nourriture.

Comme les liquides sont absorbés plus rapidement, les laryngectomisés finissent par prendre plusieurs petits repas plutôt que quelques repas importants. La consommation de grandes quantités de liquide les fait uriner très fréquemment tout au long de la journée et de la nuit. Ceci peut interférer avec les cycles du sommeil et causer fatigue et irritabilité. Les patients souffrant de pathologies cardiaques (par exemple, une insuffisance cardiaque congestive) peuvent éprouver des problèmes liés à une surcharge en liquides.

Consommer des aliments qui restent longtemps dans l'estomac (par exemple, des protéines tels que le fromage blanc, la viande, les noix) peut réduire le nombre de repas quotidiens, et par là-même le besoin de boire des liquides.

Il est important d'apprendre à manger sans ingérer de quantités excessives de liquides. Par exemple, améliorer la déglutition peut réduire la nécessité de consommer des liquides, alors que boire moins de liquides le soir peut améliorer le sommeil.

La nutrition peut être améliorée par:

- l'ingestion suffisante mais modérée de liquides ;
- la prise de moins de liquide le soir ;
- la consommation d'aliments «sains» ;
- la consommation d'un faible taux de glucides et d'une alimentation riche en protéines (le sucre élevé favorise la colonisation des levures) ; et
- les recommendations de diététiciens.

Il est essentiel de s'assurer qu'un laryngectomisé suit un régime nutritionnel adéquat et équilibré, contenant des ingrédients corrects malgré les difficultés d'alimentation. Un régime alimentaire à faible teneur en glucides, un taux élevé en protéines et comprenant des suppléments vitaminiques et minéraux est important. Le support de nutritionnistes, d'orthophonistes/logopédistes et de médecins pour s'assurer que l'on maintient un poids suffisant est très utile.

Comment éliminer la nourriture coincée dans la gorge ou l'œsophage

Certains laryngectomisés présentent des épisodes récurrents de nourriture bloquée dans l'arrière-gorge ou dans l'œsophage et qui les empêchent d'avaler.

La nourriture bloquée peut être éliminée en utilisant ces méthodes:

1.   Tout d''abord, ne paniquez pas. Rappelez-vous que vous ne pouvez pas suffoquer parce que, comme laryngectomisé, votre œsophage (voie digestive) est complètement séparé de votre trachée (voie respiratoire).

2.   Essayez de boire un peu de liquide (de préférence tiède) et essayez de forcer la nourriture vers le bas en augmentant la pression dans votre bouche.

3.   Si cela ne fonctionne pas, essayez de parler à travers votre prothèse trachéo-œsophagienne. De cette manière, l'air que vous soufflez à travers la prothèse vocale peut repousser les aliments dans votre arrière-gorge, soulageant l'obstruction. Essayez d'abord en position debout et si cela ne marche pas, penchez-vous sur un évier et essayer de parler.

4.   Si cela ne fonctionne toujours pas, penchez-vous en avant (sur un lavabo ou en tenant un mouchoir ou une tasse devant votre bouche), ouvrez la bouche et penchez votre tête vers la poitrine en appliquant une pression sur votre abdomen avec votre main. Ceci force le contenu de l'estomac vers le haut et peut dégager l'obstruction.

Ces méthodes fonctionnent dans la plupart des cas. Cependant, chacun est différent et il faut expérimenter afin de trouver la méthode qui fonctionne le mieux pour soi. La déglutition s'améliore pour de nombreux laryngectomisés au fil du temps.

Certains laryngectomisés peuvent déloger l'obstruction en massant doucement leur gorge, en marchant pendant quelques minutes, en sautant en l'air, en se levant et s'asseyant plusieurs fois, en frappant leur poitrine ou leur dos, en utilisant leur machine d'aspiration avec le cathéter placé dans l'arrière-gorge ou tout simplement en attendant un certain temps jusqu'à ce que la nourriture descende toute seule dans l'estomac.

Si rien ne fonctionne et que la nourriture est encore coincée dans l'arrière-gorge, il peut être nécessaire de consulter un ORL ou d'aller aux urgences pour faire enlever l'obstruction.

Reflux d'acide et de nourriture depuis l'estomac

La plupart des laryngectomisés sont sujet à la maladie de reflux gastro-œsophagien.

Il existe deux bandes musculaires ou sphincters dans l'œsophage qui empêchent le reflux. Une bande est située à l'extrémité inférieure, là où l'œsophage pénètre dans l'estomac et l'autre est derrière le larynx au début de l'œsophage dans le cou. Le sphincter œsophagien inférieur devient souvent compromis quand une hernie hiatale est présente, ce qui est le cas de trois-quarts des personnes de plus de 70 ans. Au cours d'une laryngectomie, le sphincter œsophagien supérieur (le muscle cricopharyngé) qui empêche normalement les aliments de retourner dans la bouche est coupé. Cela laisse la partie supérieure de l'œsophage flasque et toujours ouverte et donc permet un reflux du contenu stomacal d'atteindre facilement la gorge et la bouche. Par conséquent, la régurgitation d'acide gastrique et de nourriture, surtout dans la première heure après un repas, peut se produire lors d'une flexion de la tête vers l'avant ou lorsque l'on s'allonge. Cela peut également arriver lors d'une expiration énergique d'air comme cela se produit quand on utilise une prothèse vocale pour parler.

Prendre des médicaments qui réduisent l'acidité de l'estomac comme des antacides et des inhibiteurs de la pompe à protons, peut atténuer certains effets secondaires du reflux, tels que l'irritation de la gorge, les dommages aux gencives et le mauvais goût. Ne pas se coucher rapidement après avoir mangé ou bu aide également à prévenir le reflux gastrique. Manger de petites quantités de nourriture plusieurs fois par jour provoque moins de reflux alimentaire que de manger de grands repas.

Symptômes et traitement du reflux acide gastrique

Un reflux acide se produit lorsque l'acide normalement présent dans l'estomac se retrouve dans l'œsophage, raison pour laquelle cette condition est également appelée "reflux gastro-œsophagien".

Les symptômes du reflux acide comprennent:

- des brûlures dans la poitrine (brûlures d'estomac),
- des brûlures ou un goût acide dans la gorge,
- des douleurs à l'estomac ou dans la poitrine,
- des difficultés à avaler,
- une voix rauque ou un mal de gorge,
- une toux inexpliquée (pas chez les laryngectomisés à moins que leur prothèse vocale ne fuie), et
- spécifiquement chez les laryngectomisés la formation de tissu de granulation autour de la prothèse, une prothèse vocale qui doit être changée fréquemment, et des problèmes de voix

Les mesures pour réduire ou prévenir le reflux acide comprennent :

- une perdre du poids (pour les personnes en surpoids),
- réduire le stress et pratiquer des techniques de relaxation,
- éviter les aliments aggravant les symptômes (par ex., café, chocolat, alcool, menthe poivrée et aliments gras),
- arrêter le tabac et l'exposition passive à la fumée de pipe ou de cigarettes,
- manger de petites quantités de nourriture plusieurs fois par jour plutôt que de faire grands repas,
- être assis en mangeant et rester debout durant les 30 à 60 minutes suivant un repas,
- éviter de se coucher pendant trois heures après un repas,
- élever la tête du lit de 15 à 20 centimètres (en plaçant des blocs de bois sous les deux pieds du lit ou un coin sous le matelas) ou en utilisant des oreillers pour élever la partie supérieure du corps d'au moins 45 degrés,
- prendre un médicament qui réduit la production d'acide gastrique prescrit par un médecin, et

- ne pas pencher la tête et le haut du corps vers le bas mais plutôt plier les genoux.

Médicaments pour le traitement du reflux acide: Il existe trois principaux types de médicaments qui peuvent aider à réduire les symptômes de reflux acide: les antacides, les antagonistes des récepteurs H2 de l'histamine (également connu sous le nom de bloqueurs H2), et les inhibiteurs de la pompe à protons. Ces classes de médicaments fonctionnent de différentes façons en réduisant ou en bloquant la production d'acide gastrique.

Les antacides liquides sont généralement plus actifs que les comprimés, et plus actifs s'ils sont pris après un repas ou avant d'aller au lit, mais ils sont efficaces que pour une courte période. Les bloqueurs H2 (par ex., Pepcid, Tagamet, Zantac) réduisent la quantité d'acide produite par l'estomac. Ils sont efficaces plus longtemps que les antacides et peuvent soulager les symptômes légers. La plupart des bloqueurs H2 peut être achetée sans ordonnance.

Les inhibiteurs de la pompe à protons (par ex., Prilosec, Nexium, Prevacid, Aciphex) sont les médicaments les plus efficaces pour traiter le reflux et stopper la production d'acide gastrique. Certains de ces médicaments sont vendus sans ordonnance. Ils peuvent réduire l'absorption du calcium, donc leur prise en longue durée rend la surveillance du taux sérique de calcium importante; les personnes avec un taux bas de calcium peuvent avoir besoin de prendre des suppléments de calcium.

Il est conseillé de consulter un médecin si les symptômes de reflux sont graves ou durent longtemps et sont difficiles à contrôler.

Parler en mangeant après laryngectomie

Les laryngectomisés qui parlent au moyen d'une prothèse vocale trachéo-œsophagienne ont des difficultés à parler quand ils avalent. Ceci est particulièrement difficile durant le lapse de temps que la nourriture ou les liquides prennent pour passer le site de la prothèse vocale vers l'œsophage. Parler pendant ce temps est soit impossible, ou se fait avec une voix mouillée car l'air introduit dans l'œsophage par la prothèse vocale doit se déplacer à travers les aliments ou les liquides. Malheureusement, la nourriture prend beaucoup plus longtemps pour descendre dans l'œsophage chez quelqu'un qui a reçu un lambeau pour remplacer le pharynx. Ceci est du au fait que le lambeau n'a pas de péristaltisme (contraction et relaxation) et que la nourriture descend principalement par gravité.

Il est donc important de manger lentement, de bien mélanger les aliments avec des liquides tout en mâchant et de permettre à la nourriture de passer à travers la zone de la prothèse avant d'essayer de parler. Au fil du temps, le laryngectomisé poura apprendre combien de temps prend le passage de la nourriture afin que la parole devienne possible. Il est utile de boire avant de tenter de parler après avoir mangé.

Il existe des exercices pour manger et avaler qu'un orthophoniste/logopédiste peut enseigner à un laryngectomisé pour l'aider à réapprendre à avaler sans difficulté.

Difficultés pour avaler

La plupart des laryngectomisés éprouvent des problèmes de déglutition (dysphagie) immédiatement après leur chirurgie. La déglutition implique la coordination entre plus d'une vingtaine de muscles et plusieurs nerfs, de sorte que les dommages causés à une partie quelconque du système par une intervention chirurgicale ou une irradiation peuvent causer des difficultés de déglutition. La majorité des laryngectomisés réapprennent à avaler et seuls quelques problèmes minieurs peuvent persiter.

Certains doivent seulement faire des ajustements mineurs, comme prendre de plus petites bouchées, mâcher plus et boire plus de liquides en mangeant. D'autres éprouvent des difficultés importantes à avaler dont l'amélioration nécessitera de travailler avec un orthophoniste/logopédiste spécialisé dans les problèmes de déglutition.

Les fonctions de déglutition changent après une laryngectomie, ce d'autant plus si de la radio-chimiothérapie a aussi été administrée. L'incidence des difficultés à avaler et de l'obstruction alimentaire peut atteindre jusqu'à 50% des patients, et, si elle n'est pas traitée, peut conduire à une malnutrition. La plupart des difficultés de déglutition sont observées après la sortie de l'hôpital. Elles peuvent se produire lorsque l'on mange trop vite et que l'on ne mâche pas assez. Elles peuvent également survenir après un traumatisme de l'œsophage supérieur causé par un morceau de nourriture tranchante ou par du liquide trop chaud. Le traumatisme provoque un œdème (gonflement) qui peut durer un jour ou deux (je décris mes expériences personnelles de manger dans mon livre "Ma voix" au chapitre 20 intitulé "Manger").

Les problèmes de déglutition (ou dysphagie) sont fréquents après une laryngectomie totale. Les problèmes peuvent être temporaires ou persistants. Les troubles chroniques de la déglutition ont pour conséquence un mauvais état nutritionnel, des limitations dans certaines situations sociales et une diminution de la qualité de vie.

Les patients éprouvent des difficultés à avaler en raison:

- d'un fonctionnement anormal des muscles du pharynx,

- d'un dysfonctionnement du muscle cricopharyngien,

- d'une diminution des contractions de la musculature de la langue,

- d'un pli de muqueuse ou de tissu cicatriciel à la base de la langue appelé "pseudo-épiglotte" - les aliments peuvent ainsi s'accumuler entre la pseudo-épiglotte et la base de la langue,

- de difficultés avec les mouvements de la langue, la mastication et la propulsion alimentaire dans le pharynx en raison de l'ablation de l'os hyoïde et d'autres changements structurels,

- d'une sténose au niveau du pharynx ou de l'œsophage qui bloque le passage d'aliments, et

- du développement d'une poche (diverticule) dans la paroi pharyngo-œsophagienne où des aliments et des liquides s'accumulent, ce qui se traduit par une sensation de nourriture "collante" dans le haut œsophage.

Les laryngectomisés ne sont généralement pas autorisés à avaler des aliments immédiatement après la chirurgie et doivent être alimentés par une sonde d'alimentation pendant une à trois semaines. Le tube est inséré dans l'estomac par le nez, la bouche, à travers la fistule trachéo-œsophagienne ou au travers d'une petite incision faite sur le ventre. Une nourriture liquide est administrée par ce tube. Cette pratique, cependant, est en train de changer lentement; il est de plus en plus fréquent que dans les chirurgies standards, la prise orale commence avec des liquides clairs dans les 24 heures suiivant la chirurgie. Ceci peut également aider à la rééducation de la déglutition car les muscles impliqués continuent à être utilisés.

À la suite d'une obstruction alimentaire dans l'œsophage supérieur, avaler peut devenir difficile pendant un jour ou deux. C'est probablement à cause d'une enflure locale à l'arrière de la gorge, qui, normalement, disparaîtra avec le temps.

Les précautions suivantes peuvent permettre d'éviter de tels épisodes:

- manger lentement et patiemment,

- prendre de petites bouchées de nourriture et les mâcher très bien,

- avaler seulement de petites quantités de nourriture et toujours les mélanger avec du liquide dans la bouche avant d'avaler - un liquide chaud rend la déglutition plus facile,

- rincer le bol alimentaire avalé avec plus de liquides - encore une fois, les liquides chauds ont un meilleur impact pour certaines personnes,

- éviter les aliments collants ou difficiles à mâcher. Chacun doit trouver pour soi-même quelle est la nourriture la plus facile à ingérer. Certains aliments sont faciles à avaler (par ex. le pain grillé ou sec, les yogourts et les bananes) et d'autres ont tendance à être collants (par ex., les pommes non pelées, la laitue et autres légumes feuillus, ou les steaks).

Les problèmes de déglutition peuvent s'améliorer au fil du temps. Cependant, une dilatation de l'œsophage peut être nécessaire si le rétrécissement est permanent. L'étendue du rétrécissement peut être évaluée par une vidéofluoroscopie. La dilatation est effectuée par un ORL ou un gastroentérologue (voir Dilatation de l'œsophage, page 92.)

Tests utilisés dans l'évaluation de difficultés de déglutition

Cinq examens peuvent être utilisés dans l'évaluation des difficultés de déglutition:

- le transit baryté,
- la vidéofluoroscopie,
- lévaluation endoscopique de la déglutition,
- la laryngoscopie fibroscopique, et
- la manométrie œsophagienne (mesure des contractions des muscles de l'œsophage).

Le test spécifique est choisi en fonction de l'état clinique.

La vidéofluoroscopie est habituellement le premier test que l'on fait chez la majorité des patients. Il s'agit d'un enregistrement vidéo par radioscopie de la déglutition du patient dans l'œsophage supérieur. Cela permet une visualisation précise de la séquence des événements impliqués dans la déglutition. La vidéo, prise à la fois sur le devant et sur le côté, peut être visonée à des vitesses beaucoup plus lentes pour permettre une évaluation précise. Cela permet d'identifier les mouvements anormaux des aliments, tels que l'aspiration, la stase (immobilité absolue), le mouvement des structures anatomiques et les temps exacts de transit oral et pharyngé. Les effets de diverses consistances de baryum (liquide, épais, solide) et positions peuvent être testés.

Rétrécissement de l'œsophage et problèmes de déglutition

Une sténose de l'œsophage est un rétrécissement le long du pharynx ou de l'œsophage qui bloque le passage des aliments, résultant en une configuration de l'œsophage en forme de sablier.

Les sténoses après une laryngectomie peuvent être dues aux effets de l'irradiation ou d'une fermeture chirurgicale serrée du pharynx restant et peuvent aussi se développer graduellement pendant que la cicatrice se forme.

Les interventions qui peuvent aider le patient comprennent:

- des changements diététiques et/ou posturaux,
- une myotomie (section chirurgicale du muscle), et/ou
- une dilatation (voir ci-dessous).

Un lambeau libre qui est parfois utilisé pour remplacer le larynx n'a pas de péristaltisme, ce qui rend la déglutition encore plus difficile. Dans un tel cas, la nourriture descend vers l'estomac essentiellement par gravité. Le temps pour que la nourriture puisse atteindre l'estomac varie entre les individus et dure de 5 à 10 secondes.

Bien mâcher la nourriture et la mélanger avec du liquide dans la bouche avant d'avaler est utile, tout comme de n'avaler que de petites quantités de nourriture à la fois et d'attendre qu'elles descendent. Boire des liquides entre l'ingestion d'aliments solides est utile pour faire descendre les aliments. Manger prend plus de temps; il faut apprendre à être patient et prendre tout le temps nécessaire pour terminer son repas.

La tuméfaction après la chirurgie tend à diminuer au fil du temps, ce qui réduit le rétrécissement de l'œsophage et finalement rend la déglutition plus facile. Ceci est bon à rappeler parce qu'il y a toujours un espoir d'amélioration de la déglutition dans les premiers mois après la chirurgie. Cependant, si cela ne se produit pas, la dilatation de l'œsophage est une option thérapeutique.

Dilatation de l'œsophage

Le rétrécissement de l'œsophage est une conséquence très fréquente de la laryngectomie; la dilatation du rétrécissement de l'œsophage est souvent nécessaire pour le réouvrir. Cette procédure doit généralement être répétée et la fréquence de cette procédure varie selon les individus. Chez certaines personnes, ce problème persiste la vie durant, tandis que chez d'autres l'œsophage reste ouvert après quelques dilatations. La procédure doit être effectuée sous sédation ou en anesthésie générale car elle est douloureuse. Une série de dilatateurs d'un diamètre croissant sont introduits successivement dans l'œsophage pour le dilater progressivement. Bien que cette procédure déchire la fibrose, l'œsophage tend à retourner à son état initial après un certain temps.

Parfois, un ballon est utilisé à la place d'un long dilatateur pour dilater la sténose. Une autre méthode qui peut être utile est l'utilisation de stéroïdes injectés dans l'œsophage. Bien que la dilatation soit faite par un ORL ou un gastroentérologue, dans certains cas, elle peut être effectuée par le patient lui-même à la maison. Dans les cas difficiles, une chirurgie peut être nécessaire pour retirer la sténose et remplacer le segment par une greffe.

Comme la dilatation déchire la fibrose, la douleur engendrée par la procédure peut durer quelques temps. La prise d'analgésiques peut soulager cet inconfort (voir Gestion de la douleur, page 96).

Utilisation du Botox®

Le Botox ® est une préparation pharmaceutique de la toxine produite par Clostridium botulinum, une bactérie anaérobie qui provoque le botulisme, une maladie qui paralyse les muscles. La toxine botulique provoque une paralysie partielle des muscles en agissant sur les fibres nerveuses cholinergiques présynaptiques par la prévention de la libération de l'acétylcholine à la jonction neuromusculaire. En petites quantités, le Botox ® peut être utilisé pour paralyser temporairement les muscles pendant trois à quatre mois. Il est utilisé pour contrôler les spasmes musculaires, le clignement excessif des yeux, et pour le traitement cosmétique des rides. Les effets secondaires peu fréquents sont une faiblesse musculaire généralisée et, rarement, même la mort. L'injection de Botox ® est devenu le traitement de choix pour des cas particuliers afin d'améliorer la déglutition et la voix trachéo-œsophagienne.

Chez les laryngectomisés, les injections de Botox ® ont été utilisées pour réduire l'hypertonicité et le spasme du segment vibrant, ce qui permet une voix œsophagienne ou trachéo-œsophagienne nécessitant moins d'efforts lors de sa production. Cependant, cela n'est efficace que pour les muscles hyperactifs et peut nécessiter l'injection de doses relativement importantes dans les muscles spasmés. On peut également utiliser du Botox ® pour détendre la contraction des muscles de la mâchoire quand on éprouve des difficultés à avaler. Il n'est d'aucune aide lorsque les symptômes résultent de conditions qui ne sont pas dues à des spasmes musculaires tels que les diverticules de l'œsophage, les sténoses dues à la fibrose après radiothérapie et les rétrécissements et sténoses après la chirurgie.

Une hypertonicité des muscles constricteurs ou un spasme pharyngo-œsophagien est une cause fréquente de voix trachéo-œsophagienne insuffisante après une laryngectomie. Une hypertonicité des muscles constricteurs peut augmenter la pression intra-œsophagienne nécessaire à la vocalisation et interférer avec la fluidité de la parole. Elle peut également perturber la déglutition en interférant avec le transit des aliments et des liquides.

L'injection de Botox ® peut être effectuée au cabinet des ORL. L'injection peut se faire par voie percutanée ou au travers d'un œsophagoscope. L'injection percutanée dans les muscles constricteurs du pharynx est effectuée tout au long du côté du pharynx nouvellement formé (néopharynx), juste au-dessus et sur le côté de la stomie.

Une injection par un œsophago-gastro-duodénoscope peut être effectuée chaque fois qu'une injection percutanée est impossible. Cette méthode est utilisée chez les patients présentant une fibrose sévère à la suite de radiations, une déformation marquée de l'anatomie cervicale, ou un état anxieux important ou une incapacité à subir une injection percutanée. Cette méthode permet une visualisation directe et une plus grande précision. L'injection dans le segment est souvent faite par un gastroentérologue et est suivie d'une expansion douce par massage fait avec un ballon pour faciliter la distribution uniforme du Botox ®.

Fistule pharyngo-cutanée

Une fistule pharyngo-cutanée est une ouverture anormale entre la muqueuse du pharynx et la peau. Une fuite salivaire se développe typiquement entre la zone du pharynx et la peau, indiquant une rupture de la suture chirurgicale du pharynx. C'est la complication la plus fréquente après une laryngectomie et elle se produit généralement de sept à dix jours après l'opération. Une radiothérapie préalable est un facteur de risque. L'alimentation par voie orale est stoppée jusqu'à ce que la fistule guérisse par elle-même ou soit réparée chirurgicalement.

La fermeture de la fistule peut être évaluée par un "test avec un colorant" (comme par ingestion de bleu de méthylène qui apparaît sur la peau si la fistule n'est pas obstruée) et/ou par des études radiographiques avec un produit de contraste, comme la vidéofluoroscopie.

Sentir après une laryngectomie

Les laryngectomisés peuvent éprouver des difficultés avec leur odorat en dépit du fait que la chirurgie du larynx ne lèse pas les nerfs de l'odorat et que le sens de l'odorat, ou olfaction, reste intact. Ce qui change c'est que le flux d'air de la respiration qui, au lieu de passer par le nez en direction des poumons, passe directement du cou dans la trachée et c'est ce flux d'air à travers le nez qui mets parfums et arômes en contact direct avec les terminaisons nerveuses responsables de l'odorat.

Après une laryngectomie, il n'y a plus de flux d'air à travers le nez, ce qui engendre une sensation de perte d'odorat. La "technique du bâillement poli" peut aider les laryngectomisés à retrouver leur odorat. Cette méthode est connue comme la "technique du bâillement poli" parce que les mouvements impliqués sont semblables à ceux utilisés quand on tente de bâiller avec la bouche fermée. Le mouvement rapide et vers le bas de la mâchoire inférieure et de la langue, tout en gardant les lèvres fermées, crée un léger vide, qui aspire de l'air à travers le nez et permet ainsi la détection des odeurs. Avec de la pratique, il est possible de réaliser ce même vide en utilisant des mouvements délicats mais efficaces de langue.

CHAPITRE 12 :

Problèmes médicaux après irradiation et chirurgie : prise en charge de la douleur, propagation du cancer, hypothyroïdie et prévention des erreurs médicales

Cette section décrit une variété de problèmes médicaux affectant les patients laryngectomisés. L'hypertension est discutée à la page 33 et le lymphœdème à la page 37.

Gestion de la douleur

Beaucoup de patients cancéreux se plaignent de douleurs. La douleur peut être l'un des signes importants du cancer et peut même conduire à son diagnostic. Elle ne doit donc pas être ignorée. C'est en fait un signal pour chercher à recevoir des soins médicaux. La douleur associée au cancer peut varier en intensité et en qualité. Elle peut être constante, intermittente, légère, modérée ou sévère. Elle peut également être sourde ou aiguë.

La douleur peut être causée par la tumeur comprimant ou envahissant les tissus avoisinants. En croissant, la tumeur engendre des douleurs dues à la compression des nerfs, d'os ou d'autres structures. Le cancer de la tête et du cou peut également éroder la muqueuse et l'exposer à la salive ainsi qu'aux bactéries de la cavité buccale. Un cancer qui s'est propagé ou une récidive est encore plus susceptible de causer des douleurs.

Les douleurs peuvent également être dues aux traitements du cancer. La chimiothérapie, la radiathérapie et la chirurgie sont toutes des sources potentielles de douleur. La chimiothérapie peut causer des diarrhées, des plaies buccales et des lésions nerveuses. L'irradiation de la tête et du cou engendre des sensations douloureuses et des brûlures de la peau et de la bouche, une rigidité musculaire et des lésions nerveuses. La chirurgie peut être également douloureuse et peut laisser des déformations et/ou des cicatrices qui mettent du temps à s'arranger.

Une douleur cancéreuse peut être traitée de diverses façons. Éliminer la source de la douleur lors du traitement du cancer par radiothérapie, chimiothérapie ou chirurgie est la meilleure option. Toutefois, si ce n'est pas possible, d'autres traitements peuvent être administrés, incluant des médicaments pris par voie orale, des blocages nerveux, l'acupuncture, l'acupressure, des massages, la physiothérapie, la méditation, la relaxation et même de l'humour. Les spécialistes de la douleur peuvent offrir ces traitements.

Les analgésiques peuvent être administrés sous forme de comprimés, comprimés solubles, par voie intraveineuse, intramusculaire, rectale ou par un patch cutané. Les médicaments contre la douleur comprennent : les analgésiques (par exemple, l'aspirine, l'acétaminophène), les médicaments anti-inflammatoires non stéroïdiens (par ex., l'ibuprofène), les opioïdes faibles (par ex. la codéine) et les opiacés forts (par ex., morphine, oxycodone, hydromorphone, fentanyl, méthadone).

Parfois, les patients ne reçoivent pas le traitement approprié contre la douleur liée au cancer. Les raisons en sont la réticence de certains médecins à poser des questions à leur patient sur la douleur ou à offrir des traitements, la réticence des patients à parler de leur douleur, la peur de la dépendance à des médicaments et la peur des effets secondaires.

Le traitement de la douleur augmente le bien-être des patients et soulage les personnes leurs prodiguant des soins. Les patients doivent être encouragés à parler de leur douleur à leurs prestataires de soins et à demander un traitement. L'évaluation de la douleur par un spécialiste peut être très utile; tous les centres importants de cancérologie offrent des programmes de gestion de la douleur.

Symptômes et signes d'un cancer de la tête et du cou

La plupart des personnes atteintes d'un cancer de la tête et du cou reçoivent un traitement médical et chirurgical qui élimine et éradique le cancer. Cependant, il est toujours possible que le cancer puisse revenir et par conséquent il faut rester vigilant pour détecter une récidive ou peut-être même de nouvelles tumeurs primaires. Il est donc très important de reconnaitre les signes du cancer du larynx et d'autres types de cancer de la tête et du cou afin qu'ils puissent être détectés à un stade précoce.

Les signes et les symptômes d'un cancer de la tête et du cou comprennent :

- crachat sanglant,
- saignement du nez, de la gorge, de la bouche,
- présence d'une masse sur le cou ou à sa périphérie,
- taches blanches, rouges ou foncées à l'intérieur de la bouche,
- respiration anormale ou difficile,
- toux chronique,
- changement de la voix (y compris un enrouement),
- douleurs ou gonflement du cou,
- difficulté à mâcher, à avaler ou à bouger la langue,
- épaississement de la joue,
- douleur dans les dents ou dents qui bougent,
- plaie dans la bouche qui ne guérit pas ou continue de croître,
- engourdissement de la langue ou d'autres parties de la bouche,
- douleur persistante dans la bouche, la gorge ou l'oreille,
- mauvaise haleine, et
- perte de poids.

Les individus avec ces symptômes doivent être examinés par un ORL dès que possible.

Propagation du cancer de la tête et du cou

Le cancer du larynx, comme les autres cancers de la tête et du cou, peut s'étendre aux poumons et au foie. Le risque de propagation est plus élevé dans les tumeurs plus grandes et/ou découvertes tardivement. Le plus grand risque de propagation se situe dans les cinq premières années et plus particulièrement dans les deux premières années suivant la fin du traitement. Si les ganglions lymphatiques du cou ne sont pas atteints pas le cancer, le risque est plus faible.

Les personnes qui ont déjà eu un cancer sont plus susceptibles de développer un autre type de cancer en dehors de celui de la tête et cou. En vieillissant, on développe souvent d'autres problèmes médicaux qui nécessitent des soins, comme par exemple l'hypertension et le diabète. Il est donc impératif d'avoir une alimentation adéquate, de prendre soin de ses dents (voir Problèmes dentaires, page 110), de sa santé physique et mentale et d'être suivi régulièrement par un bon médecin (voir Suivi du médecin de famille, de l'interniste et du médecin spécialistes, page 106). Bien sûr, les personnes ayant survécue à un cancer de la tête et du cou, comme tout un chacun, doivent faire faire des dépistages pour tous les types de cancers. Les cancers relativement faciles à diagnostiquer par un examen régulier incluent ceux du sein, du col de l'utérus, de la prostate, du côlon et du cancer de la peau.

Hormone thyroïdienne basse (hypothyroïdie) et son traitement

La plupart des laryngectomisés développent une baisse des niveaux de l'hormone thyroïdienne (hypothyroïdie). Ceci est dû aux effets de la radiothérapie et de l'ablation d'une partie ou de la totalité de la glande thyroïde pendant la laryngectomie.

Les symptômes de l'hypothyroïdie sont variables ; certaines personnes n'ont aucun symptôme alors que d'autres ont des symptômes graves ou, plus rarement, menaçants pour leur vie. Les symptômes de l'hypothyroïdie sont non spécifiques et simulent un nombre de changements normaux du vieillissement :

- **Symptômes généraux** — l'hormone thyroïdienne stimule le métabolisme du corps. La plupart des symptômes de l'hypothyroïdie sont dus au ralentissement des processus métaboliques. Les symptômes systémiques comprennent la fatigue, la lenteur, le gain de poids et l'intolérance aux températures basses.

- **Peau** — diminution de la transpiration, peau sèche et épaisse, cheveux épais ou fins, disparition des sourcils et ongles cassants.

- **Yeux** – léger gonflement autour des yeux.

- **Système cardiovasculaire** — ralentissement de la fréquence cardiaque et affaiblissement des contractions du cœur ce qui diminue sa fonction globale. La traduction clinique est une fatigue et un essoufflement en faisant de l'exercice. L'hypothyroïdie peut aussi causer une hypertension légère et augmenter le taux de cholestérol.

- **Système respiratoire** — les muscles respiratoires peuvent s'affaiblir et la fonction pulmonaire peut diminuer. Les symptômes incluent la fatigue, le manque de souffle lors d'efforts physiques et une diminution de la capacité à l'effort. L'hypothyroïdie peut conduire à un gonflement de la langue, à une voix rauque, et à des apnées du sommeil (mais pas chez les laryngectomisés).

- **Système gastro-intestinal** - ralentissement des fonctions du tractus digestif, causant de la constipation.

- **Système reproductif** - irrégularités du cycle menstruel, allant de menstruations absentes ou peu fréquentes à des périodes très fréquentes et abondantes.

La carence thyroïdienne peut être corrigée en prenant une hormone thyroïdienne synthétique (Thyroxine). Ce médicament doit être pris l'estomac vide avec un grand verre d'eau trente minutes avant de manger, de préférence avant le petit déjeuner ou à un moment similaire de la journée. Ceci est important parce que les aliments riches en graisses (par ex. œufs, bacon, toast, hachis de pommes de terre et lait) peuvent diminuer l'absorption de la thyroxine de 40%.

Plusieurs formulations de thyroxine synthétique sont disponibles, mais leur efficacité comparative reste controversée. En 2004, la FDA a approuvé un substitut générique pour la lévothyroxine de marque, mais différentes sociétés médicales d'endocrinologie se sont opposées à cette décision et ont recommandé à leurs patients de garder la même marque. Si les patients veulent changer de marque ou utiliser un substitut générique, le taux sérique de l'hormone de stimulation de la thyroïde (TSH) doit être vérifiée six semaines plus tard.

Comme il peut y avoir de légères différences entre préparations synthétiques de thyroxine, il est préférable de rester avec la même formulation lorsque cela est possible. Si la préparation doit être modifiée, il convient de procéder à un suivi de la TSH, et parfois du niveau sérique de la thyroxine libre (T4), afin de déterminer si des ajustements de dosage sont nécessaires.

Le dosage de thyroxine peut être augmenté après trois semaines chez les patients continuant à avoir des symptômes et une concentration élevée de TSH sérique. Il faut environ six semaines avant qu'un niveau stable d'hormone soit atteint après le début du traitement ou la modification du dosage.

Ce processus d'augmentation du dosage d'hormone tous les trois à six semaines est poursuivi, basé sur des mesures périodiques de la TSH jusqu'à ce qu'elle retrouve un niveau normal (de 0,5 à 5,0 mU/L). Une fois ce niveau atteint, une surveillance périodique est nécessaire.

Après identification du dosage d'entretien appropriée, le patient doit être examiné et la TSH sérique mesurée une fois par an (ou plus souvent s'il y a un résultat anormal ou un changement dans l'état du patient). L'ajustement du dosage peut être aussi nécessaire lors de changements importants de poids et avec le vieillissement du patient.

Prévention des erreurs médicales et chirurgicales

Les erreurs médicales et chirurgicales sont très courantes. Elles font augmenter les poursuites pour faute professionnelle, le coût des soins médicaux, les séjours hospitaliers des patients ainsi que la morbidité et mortalité.

Un manuscrit décrivant mon expérience personnelle face aux erreurs médicales et chirurgicales subies lors de mon traitement a été publié sur le site web Disabled-World.com à l'adresse: http://www.Disabled-World.com/Disability/publications/Neck-Cancer-patient.php

La meilleure façon de prévenir les erreurs médicales est que le patient soit son propre défenseur ou qu'un membre de sa famille ou un ami servent de défenseur.

Les erreurs médicales peuvent être diminuées en :

- restant informé et en n'hésitant pas à demander des explications claires et à les discuter,
- devenant un « expert » de sa condition médicale,
- ayant des membres de la famille ou des amis présents à l'hôpital ,
- obtenant un deuxième avis, et
- éduquant les prestataires médicaux au sujet de l'état et des besoins du patient (avant et après la chirurgie).

La présence d'erreurs affaiblit la confiance des patients en leurs prestataires de soins. La reconnaissance des erreurs et l'acceptation de leur responsabilité par les prestataires médicaux peuvent combler le fossé entre eux et le patient et peuvent rétablir la confiance perdue. L'établissement d'un dialogue permet d'obtenir plus de détails quant aux circonstances ayant mené à l'erreur et aide ainsi à prévenir la répétition d'erreurs semblables. Une discussion ouverte peut montrer aux patients que le personnel médical prend le problème au sérieux et que des mesures seront prises pour rendre le séjour hospitalier plus sûr.

Ne pas discuter ces erreurs avec le patient et la famille accroît leur anxiété, leur frustration et leur colère, interférant ainsi avec leur guérison. Evidemment, une telle colère peut également conduire à des poursuites pour faute professionnelle.

Une plus grande vigilance de la communauté médicale peut réduire ces erreurs. Il est évident que les erreurs médicales devraient être évitées autant qu'il est humainement possible; les ignorer ne peut que conduire à leur répétition. Les pratiques institutionnelles doivent soutenir et encourager les professionnels de la santé à divulguer les événements indésirables. Franchise et honnêteté à la suite d'événements indésirables peuvent améliorer les relations entre personnel soignant et patient. D'importantes mesures préventives peuvent être mises en œuvre par chaque institution et cabinet médical. L'éducation du patient et de ses soignants au sujet de son état ainsi que de son plan de traitement sont de la plus haute importance. Les professionnels de la santé peuvent prévenir les erreurs lorsqu'ils constatent des écarts par rapport à la thérapie envisagée.

Les mesures suivantes prisent par l'établissement médical pouvent prévenir les erreurs médicales:

- mise en œuvre d'une formation médicale meilleure et uniforme,

- adhésion à des normes de soins bien établies,

- examen régulier des dossiers pour détecter et corriger les erreurs médicales ,

- emploi uniquement de personnel médical bien éduqué et formé,

- conseil, réprimande et éducation des membres du personnel faisant des erreurs et licenciement de ceux qui continuent d'en faire,

- développement et application méticuleuse des algorithmes (ensembles spécifiques d'instructions pour les procédures), établissement de protocoles et de check-lists pour toutes les interventions,

- accroissement de la surveillance et de la communication entre les fournisseurs de soins de santé,

- enquête sur toutes les erreurs et prise de mesures pour les prévenir,

- éducation et information du patient et de ses proches sur l'état du patient et les plans de traitement,

- nomination d'un "défenseur du patient" (membre de la famille ou un ami) pour assurer la pertinence de la gestion du cas, et

- réponse aux plaintes des patients et de la famille, admission de la responsabilité s'il y a lieu, discussion avec la famille et le personnel et prise de mesures pour prévenir les erreurs.

CHAPITRE 13 :

Prévention : suivi, arrêt du tabac et vaccination

Les soins médicaux et dentaires préventifs sont essentiels pour les patients atteints de cancer. Beaucoup de personnes atteintes de cancer négligent de s'occuper d'autres problèmes médicaux importants et se concentrent exclusivement sur leur cancer. Négliger d'autres problèmes médicaux peut entraîner de graves conséquences qui peuvent influencer le bien-être et la longévité.

Les mesures préventives les plus importantes pour les laryngectomisés et les patients atteints de cancer de la tête et du cou sont les suivantes :

- soins dentaires appropriés,

- examens de routine par le médecin de famille,

- suivi de routine par un ORL,

- vaccination appropriée,

- arrêt du tabac,

- utilisation de techniques appropriées (par ex., utilisation d'eau stérile pour l'irrigation des stomies),

- maintien d'une alimentation appropriée.

Le suivi dentaire de routine et les soins dentaires préventifs sont discutés au chapitre 14 (page 110). L'utilisation de techniques appropriées pour le soin des stomies est présentée au chapitre 8 (page 58). Une nutrition appropriée est discutée au chapitre 11 (page 82).

Suivi par le médecin de famille, l'interniste et les spécialistes médicaux

Un suivi médical continu par des spécialistes, y compris l'ORL, le radio-oncologue (pour ceux qui ont eu un traitement par irradiation) et l'oncologue (pour ceux qui ont reçu de la chimiothérapie), est crucial. Plus le temps s'écoule depuis le diagnostic initial, le traitement et la chirurgie, moins le suivi par les spécialistes devient fréquent. La plupart des médecins ORL recommande un suivi mensuel pendant la première année après le diagnostic ou la chirurgie et moins souvent après, selon l'état du patient. Les patients doivent être encouragés à communiquer avec leur médecin chaque fois que de nouveaux symptômes apparaissent.

Des contrôles réguliers permettent de noter tout changement de l'état de santé et d'aborder et de traiter tout nouveau problème. Le clinicien effectuera un examen minutieux pour détecter une récidive du cancer. Les bilans comprennent un examen général du corps entier et un examen spécifique du cou, de la gorge et de la stomie. L'examen des voies aériennes supérieures est effectué à l'aide d'un endoscope ou par visualisation indirecte avec un petit miroir à manche dans le but de détecter toute zone anormale. Des examens radiologiques ou autres investigations peuvent également être effectués si nécessaire.

Il est également très important d'être suivi par un interniste ou un médecin de famille ainsi que par un dentiste, pour traiter d'autres problèmes médicaux ou dentaires.

Vaccination antigrippale

Il est important que les laryngectomisés soient vaccinés contre la grippe, quel que soit leur âge. La grippe peut être plus difficile à gérer et la vaccination est un outil de prévention important.

Il existe deux types de vaccin contre la grippe : une injection qui est suffisante pour tous les âges et une inhalation (virus vivant) administrée seulement aux personnes de moins de 50 ans qui ne sont pas immunocompromises.

Les vaccins disponibles comprennent :

1. Le "vaccin contre la grippe" est un vaccin inactivé (contenant des virus non-vivants) donné par injection, généralement dans le bras. Le vaccin contre la grippe est recommandé pour les personnes âgées de plus de six mois, et inclut les personnes en bonne santé ainsi que celles souffrant de maladies chroniques.

2. Le vaccin contre la grippe sous forme de spray nasal est un vaccin fait avec des virus de la grippe vivants et affaiblis qui ne provoquent pas la grippe (parfois appelé LAIV pour «vaccin antigrippal vivant atténué» ou FluMist ®). LAIV est homologué pour une utilisation chez des personnes en bonne santé âgées de 2 à 49 ans (à l'exception des femmes enceintes aux Etats-Unis mais pas en Europe).

Un nouveau vaccin contre la grippe est préparé pour chaque nouvelle saison. Bien que les souches exactes qui causent la grippe soient imprévisibles, il est probable que les souches qui ont causé la maladie dans d'autres parties du monde causeront également une maladie dans notre pays. Il est préférable de consulter son médecin avant toute vaccination pour s'assurer qu'il n'y a pas de contreindication a être vacciné (comme par example une allergie aux œufs).

La meilleure façon de diagnostiquer la grippe est un test rapide des sécrétions nasales par l'un des kits de diagnostic. Parce que les laryngectomisés n'ont pas de liaison entre le nez et les poumons, il est conseillé de tester les sécrétions nasales en plus des expectorations trachéales (en utilisant un kit approuvé pour les tests d'expectoration).

Plus ample information sur ces tests est disponible sur le site web du Center of Disease Control à l'adresse suivante : http://www.cdc.gov/flu/Professionals/Diagnosis/Rapidlab.htm ou en français sur le site de L'Agence Nationale de Sécurité du médicament et des Produits de Santé https://ansm.sante.fr/S-informer/Points-d-information-Points-d-information/Tests-rapides-de-diagnostic-de-la-grippe-Vers-plus-d-information-sur-les-notices-Point-d-Information/(language)/fre-FR .

Un "avantage" d'être un laryngectomisé est que l'on a généralement moins d'infections causées par les virus des voies respiratoires. Cela est dû au fait que les virus infectent d'abord le nez et la gorge et, de là, voyagent vers le reste du corps, y compris les poumons. Parce que les laryngectomisés ne respirent pas par le nez, les virus froids sont moins susceptibles de les infecter. Pour les laryngectomisés qui recoivent une immunisation annuelle contre les virus de la grippe il est toujours important de porter un échangeur de chaleur et d'humidité (ECH) pour filtrer l'air qui pénètre dans leurs poumons et de bien se laver les mains avant de toucher sa stomie ou le filtre ECH, ou avant de manger. Le ECH d'Atos (Provox) avec un filtre électrostatique est conçu pour filtrer les pathogènes potentiels et pour réduire la susceptibilité aux infections respiratoires.

Le virus de la grippe est capable de se répandre en touchant des objets. Les laryngectomisés qui utilisent une prothèse vocale et qui doivent presser leur ECH pour parler peuvent être exposés à un risque accru d'introduction du virus directement dans leurs poumons. Se laver les mains ou utiliser un nettoyant pour la peau peut empêcher la propagation du virus.

Vaccination contre les bactérie pneumocoques

Il est recommandé que laryngectomisés et les autres personnes qui respirent par le cou se fassent vacciner contre la bactérie pneumocoque qui est l'une des principales causes de la pneumonie. Aux États-Unis, il existe deux types de vaccins contre les bactéries pneumocoques : le vaccin antipneumococcique conjugué (Prevnar 13 ou PCV13) et le vaccin antipneumococcique polysaccharide, un vaccin antipneumococcique à pneumocoques contre 23 souches (Pneumovax ou VPP23).

Il faut consulter son médecin pour se faire vacciner contre le pneumocoque.

Les sites nationaux avec les recommandations de vaccination actuelles sont:

Etats – Unis: Center for Disease Control http://www.cdc.gov/vaccines/

Belgique: Informations officielles belges http://www.vaccination-info.be/

Canada: Gouvernement du Canada https://www.canada.ca/fr/sante-publique/sujets/immunisation-et-vaccins.html

France: Ministère Français de la Santé: https://vaccination-info-service.fr/

SuisseOffice fédéral de la santé publique:

   https://www.bag.admin.ch/bag/fr/home/gesund-leben/gesundheitsfoerderung-und-praevention/impfungen-prophylaxe/richtlinien-empfehlungen-impfungen-prophylaxe.html

https://www.infovac.ch/fr/

Eviter la consommation de tabac et d'alcool

Les personnes atteintes d'un cancer de la tête et du cou doivent être informées sur l'importance de cesser de fumer. Fumer est le facteur de risque majeur pour le cancer de la tête et du cou et ce risque est encore renforcé par la consommation d'alcool.

Le tabagisme peut également influencer le pronostic du cancer. La consommation de tabac et d'alcool diminue l'efficacité du traitement pour le cancer du larynx. Les patients atteints d'un cancer du larynx qui continuent à fumer et à boire sont moins susceptibles de guérir et plus enclins à développer une deuxième tumeur. Lorsque le tabagisme se poursuit pendant et après la radiothérapie, il peut augmenter la sévérité et la durée des réactions sur les muqueuses, aggraver la sécheresse de la bouche (xérostomie), et compromettre le résultat thérapeutique.

CHAPITRE 14 :

Problèmes dentaires et traitement par oxygène hyperbare

Les problèmes dentaires peuvent être complexes pour les laryngectomisés, principalement en raison des effets à long terme de la radiothérapie. Le maintien d'une bonne hygiène dentaire peut prévenir de nombreux problèmes.

Problèmes dentaires

Les problèmes dentaires sont fréquents après l'exposition de la tête et du cou à la radiothérapie.

Les effets du rayonnement incluent :

- Une réduction de l'apport sanguin aux os maxillaire et mandibulaire.

- Une réduction de la production et un changement de la composition chimique de la salive.

- Des changements dans les bactéries qui colonisent la bouche

En raison de ces changements, les caries dentaires, la sensibilité, l'inflammation gingivale et parodontale peuvent être particulièrement problématiques. Une bonne hygiène bucco-dentaire, c'est à dire le nettoyage, le rinçage, et l'utilisation de dentifrice fluoré si possible après chaque repas, aide à atténuer ces problèmes. L'utilisation d'une préparation fluorée spéciale à gargariser ou à appliquer sur la gencive aide à prévenir les caries dentaires. Une bonne hydratation et l'utilisation d'un substitut de salive si nécessaire sont également importantes.

Il est recommandé aux patients recevant une radiothérapie de la tête et du cou de consulter leur dentiste pour un examen oral approfondi plusieurs semaines avant le commencement du traitement et de se faire examiner régulièrement sur une base annuelle ou semestrielle pour le reste de leur vie. Un nettoyage dentaire régulier est également important.

Comme le traitement par irradiation reduit l'apport sanguin aux os maxillaires et mandibulaires, les patients peuvent être exposés à des nécroses osseuses (**ostéo-radionécrose**) de ces structures. L'extraction de dents ou une maladie dentaire dans les zones irradiées peut être à l'origine du développement d'une ostéo-radionécrose. Les patients doivent informer leur dentiste de leur traitement par irradiation avant tout traitement dentaire. L'ostéo-radionécrose peut être prévenue par l'administration d'une série de séances d'oxygénothérapie hyperbare (voir ci-dessous) avant et après extraction ou chirurgie dentaire. Ceci est recommandé si la dent concernée se situe dans une zone fortement irradiée. Consulter le radio-oncologue qui a administré la radiothérapie peut être utile pour déterminer si cela est nécessaire.

La prophylaxie dentaire peut réduire le risque de problèmes dentaires entraînant une nécrose osseuse. Les traitements spéciaux de fluorure associés au brossage, au fil dentaire, ainsi que les nettoyages réguliers par des hygiénistes dentaires aident à prévenir ces problèmes.

Une routine de soins dentaires à domicile est recommandée :

- passage du fil dentaire entre chaque dent et brossage avec du dentifrice après chaque repas,

- brossage de la langue avec une brosse à langue ou une brosse à dent molle une fois par jour,

- rinçage quotidient avec du bicarbonate de soude - le bicarbonate de soude aidant à neutraliser la bouche. La solution de rinçage se compose d'une cuillère à café de bicarbonate de soude ajoutée à 350 ml (12 oz) d'eau. Cette solution peut être utilisée tout au long de la journée.

- apllication de fluorure une fois par jour au moyen de gouttières dentaires. Celles-ci sont disponibles dans le commerce et sont également faites sur mesure par des dentistes. Elles sont appliquées sur les dents pendant dix minutes. Il ne faut ni se rincer les dents, ni boire ou manger trente minutes après l'application du fluorure.

Le reflux gastrique acide est également très fréquent après la chirurgie de la tête et du cou, en particulier chez les personnes ayant subi une laryngectomie partielle ou totale (voir les symptômes et le traitement du reflux gastrique acide, page 85). Cela peut également être à l'origine d'une érosion dentaire (en particulier de la mâchoire inférieure) et, en fin de compte de la perte de dents.

Ces effets néfastes peuvent être réduits en :

- prenant des médicaments réducteurs d'acide,

- avalant à chaque fois de petites quantités d'aliments et de liquides,

- ne se couchant pas juste après avoir mangé, et

- élevant la partie supérieure du corps avec un oreiller à 45 degrés lorsque vous vous allongez.

Thérapie par oxygène hyperbare

La thérapie par oxygène hyperbare (HBO) revient à respirer de l'oxygène pur dans une salle pressurisée. La thérapie HBO est un traitement bien établi pour le mal de décompression (un risque de plongée sous-marine) et peut être utilisé pour prévenir l'ostéo-radionécrose.

La thérapie HBO est utilisée pour traiter un large éventail de conditions médicales, y compris les bulles d'air dans les vaisseaux sanguins (embolie gazeuse artérielle), le mal de décompression, l'empoisonnement au monoxyde de carbone, une plaie qui ne guérit pas, une blessure par écrasement, la gangrène, des infections de la peau ou des os causant la mort du tissu (telle une ostéo-radionécrose), les blessures par irradiation, les brûlures, les greffes cutanées ou lambeaux à risque de nécrose et l'anémie sévère.

Dans une chambre de thérapie HBO, la pression d'air est augmentée jusqu'à être trois fois plus forte que la pression d'air normale. Dans ces conditions, les poumons peuvent contenir beaucoup plus d'oxygène que ce qui est normalement possible quand on respire de l'oxygène pur à une pression d'air normale.

Le sang transporte cet oxygène dans tout le corps, stimulant la libération de produits chimiques appelés «facteurs de croissance» et de cellules souches qui favorisent la guérison. Lorsque le tissu est blessé, il lui faut encore plus d'oxygène pour survivre. La thérapie HBO augmente la quantité d'oxygène dans le sang et peut temporairement rétablir des niveaux normaux de gaz sanguins et de fonction tissulaire. Ceux-ci favorisent la guérison et la capacité des tissus à combattre l'infection.

La thérapie HBO est généralement sans risque et les complications sont rares. Celles-ci sont les suivantes : myopie temporaire, lésions de l'oreille moyenne et interne (y compris les fistules de liquide et la rupture du tympan en raison de la pression atmosphérique accrue) pouvant entrainer une surdité dans des cas rares, dommages d'organes causés par les changements de pression atmosphérique (barotraumatisme) et crises d'épilepsie.

L'oxygène pur peut provoquer un incendie en présence d'une étincelle ou d'une flamme. Il est par conséquent interdit de prendre avec soi dans la salle de thérapie HBO des objets susceptibles d'allumer un feu (comme un briquet ou des objets alimenté par batterie).

La thérapie HBO s'effectue en ambulatoire et ne nécessite pas d'hospitalisation. Les patients hospitalisés peuvent avoir besoin d'être transportés sur le site de la thérapie HBO s'il s'agit d'un établissement extérieur.

Le traitement peut être effectué dans deux types de cabines :
- Une unité individuelle conçue pour une seule personne (monoplace) où le patient est couché sur une table rembourrée qui glisse dans un tube en plastique transparent.

- Une salle HBO conçue pour accueillir plusieurs personnes où le patient peut s'asseoir ou s'allonger ; l'oxygène est alors délivré via une cagoule ou un masque.

Pendant la thérapie HBO, la pression d'air accrue crée le sentiment temporaire d'avoir les oreilles pleines, semblable à celui que l'on ressent dans un avion ou à haute altitude ; ceci peut être soulagé par le bâillement.

Une séance de thérapie dure d'une à deux heures. Les membres de l'équipe médicale surveillent le patient durant toute la séance. Après la thérapie, le patient peut se sentir étourdi pendant quelques minutes.

Pour être efficace, la thérapie HBO nécessite plus d'une séance. Le nombre de séances requises dépend de la pathologie. Certaines pathologies, comme l'empoisonnement au monoxyde de carbone, peuvent être traitées en seulement trois séances. D'autres pathologies, comme les plaies chroniques ou l'ostéo-radionécrose, peuvent nécessiter de 25 à 30 séances.

La thérapie HBO, employée seule, traite souvent efficacement le mal de décompression, l'embolie gazeuse artérielle et l'intoxication grave au monoxyde de carbone. Pour traiter efficacement d'autres pathologies, la thérapie HBO est administrée en conjonction avec d'autres thérapies et médicaments adaptés aux besoins individuels du patient.

CHAPITRE 15 :

Questions psychologiques : dépression, suicide, incertitude, partage du diagnostic, les soignants et sources de support

Les survivants du cancer de la tête et du cou, y compris les laryngectomisés, font face à de nombreux défis psychologiques, sociaux et personnels. C'est principalement parce que le cancer de la tête et du cou et son traitement affectent certaines des fonctions humaines les plus élémentaires - respiration, alimentation, communication et interaction sociale. La compréhension et le traitement de ces aspects ne sont pas moins importants que le traitement des problèmes médicaux.

Les personnes diagnostiquées avec un cancer éprouvent de nombreux sentiments et émotions qui changent de jour en jour, d'heure en heure, ou même de minute en minute et peuvent générer un lourd fardeau psychologique.

Certains de ces sentiments comprennent :

- le déni,
- la colère,
- la peur,
- le stress,
- l'anxiété,
- la dépression,
- la tristesse,
- la culpabilité, et

- la solitude.

Parmi les défis psychologiques et sociaux auxquels sont confrontés les laryngectomisés, mentionnons :

- la dépression,
- l'anxiété et la peur de la récidive,
- l'isolement social,
- l'abus de substances,
- l'image corporelle,
- la sexualité,
- le retour au travail,
- l'interaction avec le conjoint, la famille, les amis et les collègues, et
- l'impact économique.

Faire face à la dépression

De nombreuses personnes atteintes de cancer se sentent tristes ou déprimées. Il s'agit d'une réponse normale à toute maladie grave. La dépression est l'un des problèmes les plus difficiles rencontrés par un patient diagnostiqué avec un cancer. Néanmois, la stigmatisation sociale associée à l'admission de sa dépression rend difficile de chercher et trouver une thérapie.

Certains signes de dépression comprennent :

- un sentiment d'impuissance et de désespoir, ou que la vie n'a pas de sens,
- aucun intérêt à être avec sa famille ou ses amis,
- aucun intérêt pour les hobbies ou les activités qu'on appréciait,
- une perte d'appétit ou un manque d'intérêt pour les aliments,

- pleurer pendant de longues périodes ou plusieurs fois par jour,
- problèmes de sommeil, comme dormir trop ou trop peu,
- changements de niveau d'énergie,
- pensées suicidaires, y compris faire des plans ou prendre des mesures pour se tuer, ainsi que de penser souvent à mourir ou à la mort.

Le défi de vivre comme laryngectomisé dans l'ombre de son cancer signifie qu'il est encore plus difficile de faire face à la dépression. Ne pas pouvoir parler ou avoir de la difficulté à parler, rend l'expression des émotions plus difficile et conduit à l'isolement. Les soins chirurgicaux et médicaux ne sont souvent pas suffisants pour aborder ces problèmes et il faudrait accorder davantage d'importance au bien-être mental après une laryngectomie.

Faire face et surmonter la dépression est très important, non seulement pour le bien-être du patient, mais aussi pour faciliter sa récupération, augmenter ses chances pour une plus longue survie et pour sa guérison ultime. Il y a de plus en plus de preuves scientifiques d'un lien entre l'esprit et le corps. Bien que beaucoup de ces connexions ne soient pas encore comprises, il est reconnu que les individus qui sont motivés à aller mieux et montrent une attitude positive récupèrent plus rapidement de leurs maladies graves, vivent plus longtemps, et parfois même survivent malgré des chances de survie considérées comme très faibles. Il a été démontré en effet que cela est du à des altérations des réponses des cellules immunitaires et à une diminution de l'activité des cellules tueuses (lymphocytes NK).

Il y a bien sûr de nombreuses raisons de se sentir déprimé à l'annonce d'un diagnostic de cancer et par la suite de devoir vivre avec. Il s'agit d'une maladie dévastatrice pour les patients et leurs familles, d'autant plus que la médecine n'a pas encore trouvé un traitement curatif pour la plupart des types de cancer. Au moment où la maladie est découverte, il est trop tard pour sa prévention et, si le cancer a été découvert à un stade avancé, le risque de dissémination est élevé et les chances de guérison ultime sont sensiblement diminuées.

De nombreuses émotions sont présentes à l'esprit du patient après avoir appris ces mauvaises nouvelles. "Pourquoi moi ?" et "est-ce vraiment vrai ?" La dépression fait partie du mécanisme normal pour affronter l'adversité. La plupart des gens passent par plusieurs étapes face à une situation nouvelle difficile, comme devenir un laryngectomisé. Au début, on passe par l'étape du refus et de l'isolement, puis vient la colère, suivie par la dépression, et, enfin, l'acceptation.

Certaines personnes restent "bloquées" à un certain stade comme la dépression ou la colère. Il est important d'avancer et de parvenir à l'étape finale de l'acceptation et de l'espérance. C'est la raison pour laquelle une aide professionnelle ainsi que la compréhension et l'aide de la famille et des amis sont très importantes.

Les patients doivent faire face à la finitude de leur vie, parfois pour la première fois. Ils sont obligés d'assumer leur maladie ainsi que ses conséquences immédiates et à long terme. Paradoxalement, se sentir déprimé après avoir appris le diagnostic permet au patient d'accepter sa nouvelle réalité. Décider de ne plus s'en faire, rend la vie plus facile face à un avenir incertain. Pourtant, si penser "je ne m'en fous" peut être plus facile à court terme, un tel mécanisme d'adaptation peut nuire à la recherche de soins appropriés et conduire à un déclin rapide de sa qualité de vie.

Surmonter la dépression

Heureusement le patient peut trouver la force de combattre la dépression. Immédiatement après une laryngectomie les gens peuvent être débordés par leurs nouvelles tâches et réalités quotidiennes. Souvent ils passent par période de deuil pour leurs nombreuses pertes, comme leur voix et leur état antérieur de santé normale. Ils doivent également accepter de nombreux handicaps permanents, y compris de ne pas pouvoir parler "normalement". Certains peuvent penser qu'ils ont le choix entre succomber à une dépression rampante ou devenir proactifs et revenir à la vie. La force nécessaire pour inverser la chutte vers le bas peut être puisée dans le désir de guérir et de surmonter son handicap. La dépression peut revenir, ce qui requiert une lutte continuelle pour la surmonter.

Ces quelques méthodes pour les laryngectomisés et les patients atteints de cancer de la tête et du cou peuvenr aider à faire face à la dépression :

- éviter l'abus de substances,
- chercher de l'aide,
- exclure les causes médicales (par ex., hypothyroïdie, effets secondaires des médicaments),
- décider de devenir proactif,
- minimiser le stress,
- devenir un exemple pour les autres,
- retourner à ses activités précédentes,
- envisager la prise de médicaments antidépresseurs,
- rechercher le soutien de la famille, d'amis, de professionnels, de collègues, d'autres laryngectomisés et de groupes de soutien.

Ces quelques suggestions pourront vous aider à renouer avec le positif :

- développer des activités de loisirs,
- établir des relations personnelles,
- rester physiquement en forme et actif,
- se réinsérer socialement avec la famille et les amis,
- faire du bénévolat,
- trouver des projets qui donnent un sens à votre vie,
- se reposer.

Le soutien des membres de la famille et des amis est très important. S'impliquer et contribuer de façon continue à la vie des autres peut avoir un effet stimulant. On peut puiser de l'énergie en profitant, en partageant et en ayant un impact sur la vie de ses enfants et petits-enfants.

Donner l'exemple à ses enfants et petits-enfants de faire face à l'adversité peut être la force motrice pour rester proactif et résister à la dépression.

S'impliquer dans des activités que l'on aimait avant la chirurgie peut donner un sens continu à sa vie. Participer aux activités d'un club local de laryngectomisés peut être une nouvelle source de soutien, de conseils et d'amitié.

Rechercher le soutien d'un professionnel de la santé mentale comme celui d'une assistante sociale, d'un psychologue ou d'un psychiatre peut également être utile. Avoir un médecin compatissant et compétent et un orthophoniste/logopédiste pouvant fournir un suivi continu est très important. Leur implication peut aider les patients à faire face à leurs nouveaux problèmes médicaux et de voix, et contribuer à leur sentiment de bien-être.

Suicide chez les patients avec un cancer de la tête et du cou

Selon des études récentes, le taux de suicide chez les patients atteints d'un cancer est deux fois supérieur à celui de la population générale. Ces études indiquent clairement le besoin urgent de reconnaître et de traiter les problèmes psychiatriques comme la dépression et les idées suicidaires chez ces patients.

La plupart des études ont trouvé une incidence élevée de troubles dépressifs associés au suicide chez les patients atteints d'un cancer. En plus des troubles dépressifs majeurs et mineurs, il y a aussi un taux élevé de dépression moins sévère chez les personnes âgées atteintes de cancer qui n'est parfois pas reconnu et souvent insuffisamment traité. De nombreuses études ont montré que dans environ la moitié de tous les suicides chez les personnes atteintes de cancer, une dépression majeure était présente. Parmi les autres facteurs contributifs importants, nous pouvons mentionner l'anxiété, les désordres affectifs, la douleur, le manque de systèmes de soutien social et la démoralisation.

L'augmentation relative du risque de suicide est plus élevée au cours des cinq premières années suivant le diagnostic du cancer et diminue ensuite graduellement. Cependant, le risque reste élevé pendant quinze ans après un diagnostic de cancer. Les taux de suicide les plus élevés chez les patients atteints de cancer sont associés au fait d'être un homme, de race blanche ou d'être célibataire. Chez les hommes, des taux de suicide plus élevés sont constatés avec un âge plus avancé au moment du diagnostic. Les taux de suicide sont également plus élevés chez les patients atteints d'une maladie avancée lors du diagnostic.

Les taux de suicide varient selon le type de cancer; les taux les plus élevés sont parmi les patients atteints de cancers du poumon et des bronches, de l'estomac et de la tête et du cou, y compris de la cavité buccale, du pharynx et du larynx. Une forte prévalence de dépression ou de détresse psychologique se retrouve chez les patients atteints de ces types de cancers. Le taux élevé de dépression dans le cancer de la tête et du cou peut s'expliquer par l'influence dévastatrice de la maladie sur la qualité de vie de la personne, en affectant l'aspect extérieur et les fonctions essentielles telles que parler, avaler, et respirer.

Chez les patients atteints de cancer, le dépistage de la dépression, du désespoir, de la détresse, de douleurs graves, de problèmes d'adaptation et d'idées suicidaires est un moyen utile pour identifier les personnes à risque. Le conseil et l'envoi chez des spécialistes de la santé mentale peuvent prévenir le suicide chez les patients cancéreux à risque. Cette approche implique également de parler avec les patients et leur famille du risque accru de suicide ainsi que de réduire l'accès aux méthodes les plus courantes utilisées pour se suicider.

Faire face à un avenir incertain

Une fois qu'on a été diagnostiqué avec un cancer et même après un traitement réussi, il est difficile et presque impossible de se libérer complètement de la peur qu'il risque de revenir. Certaines personnes arrivent mieux que d'autres à vivre avec cette incertitude; ceux qui s'adaptent bien finissent par être plus heureux et continuent à mieux vivre leur vie que ceux n'arrivant pas à s'adapter.

Ce qui rend la prédiction de l'avenir difficile est que les scans utilisés pour détecter le cancer (tomographie par émission de positrons ou TEP, tomographie par computer ou CT, et imagerie par résonance magnétique ou IRM) ne détectent généralement que le cancer qui est supérieur à 2 ou 3 cm, et les médecins peuvent manquer une petite lésion située à un endroit difficile à visualiser. Par conséquent, les patients doivent accepter la réalité que leur cancer peut revenir et que l'examen physique et la vigilance sont les meilleurs moyens de surveiller leur état.

Face à un nouveau symptôme, à moins que celui ci ne soit une urgence, il est conseillé d'attendre quelques jours avant de rechercher une assistance médicale. En général, la majorité des nouveaux symptômes disparaissent dans un court laps de temps. Avec le temps, la plupart des gens apprennent à ne pas paniquer et à utiliser l'expérience passée, le bon sens et leurs connaissances pour rationaliser et comprendre leurs symptômes.

Heureusement, on s'améliore plus le temps passe dans son acceptation de vivre sa vie avec un avenir incertain, on apprend à l'accepter et à trouver un équilibre entre peur et acceptation.

Voici quelques suggestions sur la façon dont on peut faire face à un avenir incertain :

- séparer son soi de la maladie,
- se concentrer sur des intérêts autres que son cancer,
- développer un style de vie qui évite le stress et favorise la paix intérieure, et
- effectuer des examens médicaux réguliers.

Partage le diagnostic avec d'autres

Après avoir été diagnostiqué avec un cancer, on doit décider soit de partager l'information avec d'autres, soit de la garder privée. Les gens peuvent choisir de garder cette information privée par crainte des stigmates, du rejet ou de la discrimination qu'elle peut occasionner. Certains ne veulent pas se montrer faible et vulnérable ou avoir l'impression d'être pris en pitié par les autres. Qu'on le reconnaisse ou non, les personnes malades - en particulier celles qui ont une maladie potentiellement mortelle - sont moins en mesure d'être compétitives dans la société et sont souvent intentionnellement ou involontairement discriminées. Certains peuvent craindre que des amis ou des connaissances, par aillleurs compatissants, ne prennent de la distance pour se protéger eux-mêmes contre une perte perçue comme inévitable - ou simplement parce qu'ils ne savent ni quoi dire ni comment se comporter.

Garder ce diagnostic pour soi peut créer un isolement émotionnel et des difficultés liées à l'affrontement de cette nouvelle réalité sans soutien extérieur. Certains partagent leur diagnostic seulement avec un nombre limité de personnes pour épargner aux autres un traumatisme émotionnel. Bien sûr, demander aux gens de garder privée cette information, souvent dévastatrice, les prive de recevoir leur soutien émotionnel et leur assistance.

Partager l'information avec la famille et les amis peut être difficile et doit être présenté de la manière qui convient le mieux à la capacité d'acceptation de chacun. Il est préférable de communiquer directement avec une seule personne afin de lui permettre de poser des questions et d'exprimer ses sentiments, ses craintes et ses inquiétudes. Donner cette nouvelle sur un ton optimiste, en soulignant son potentiel de guérison, peut faciliter son acceptation. Informer des jeunes enfants peut être plus difficile et doit être fait en tennant compte au mieux de leurs capacités à entendre cette information.

Après la chirurgie et surtout après une laryngectomie, il n'est plus possible de cacher le diagnostic. La plupart des gens ne regrettent pas de partager leur diagnostic avec d'autres. Ils découvrent généralement que leurs amis ne les abandonnent pas et qu'ils reçoivent un soutien et des encouragements qui les aident à traverser les moments difficiles. En «sortant de leur placard» et en partageant leur diagnostic, les patients montrent qu'ils ne se sentent ni honteux ni faibles en raison de leur maladie.

Les laryngectomisés sont un petit groupe parmi les survivants du cancer. Mais ils sont dans une position unique parce qu'ils affichent leur diagnostic sur leur cou et au travers de leur voix. Ils ne peuvent cacher le fait qu'ils respirent par une stomie et parlent avec un son de voix faible et parfois mécanique. Pourtant, leur survie atteste qu'une vie productive et remplie de sens est possible même après avoir été diagnostiqué avec le cancer.

Prendre soin d'un être cher ayant un cancer

Etre un proche qui prend soin d'un être cher avec une maladie grave comme celle du cancer de la tête et du cou peut être très difficile, et physiquement et émotionnellement très demandant. Il est extrêmement difficile de regarder la personne souffrir, surtout lorsque l'on est démuni pour changer le cours de la maladie. Les proches aidant un être cher doivent cependant se rendre compte de l'importance de ce qu'ils font, même si en retour ils n'obtiennent peu ou pas de reconnaissance.

Les proches aidant un être cher craignent souvent la mort potentielle de ce dernier et la vie sans eux. Cela peut être très angoissant et déprimant. Certains font face en refusant d'accepter le diagnostic du cancer et croient que la nature de la maladie de leurs proches est moins grave qu'en réalité.

Les proches prenant soin d'un être cher sacrifient souvent leur propre bien-être et leurs besoins afin d'accommoder ceux de la personne qu'ils soignent. Ils doivent souvent calmer les craintes de leurs proches et les soutenir, tout en étant souvent la cible de leur colère, de leurs frustrations et de leurs angoisses. Ces frustrations peuvent être exagérées chez les personnes atteintes d'un cancer de la tête et du cou qui ont souvent de la difficulté à s'exprimer verbalement. Les proches aidant un être cher répriment fréquemment leurs propres sentiments et cachent leurs propres émotions pour ne pas fâcher la personne malade. Ceci est très éprouvant et difficile.

Il est utile pour le patient et pour les personnes prenant soin d'eux de parler ouvertement et honnêtement afin de partager leurs sentiments, leurs soucis et leurs aspirations. Cela peut être plus difficile pour ceux qui ont de la difficulté à s'exprimer. Une réunion de tous les prestataires de soins de santé permet une meilleure communication et facilite la prise conjointe de décisions.

Malheureusement, le bien-être des personnes soignantes est souvent ignoré, car toute l'attention est concentrée sur le malade. Il est toutefois essentiel que les besoins du fournisseur de soins ne soient pas ignorés. Recevoir un soutien physique et émotionnel par l'entremise d'amis, de membres de la famille, de groupes de soutien et de professionnels de la santé mentale peut être très utile à la personne aidant un être cher. Un conseil professionnel peut être prodigué sur une base individuelle, au travers d'un groupe de soutien, en commun avec d'autres membres de la famille et/ou avec le patient. Les proches aidant un être cher doivent trouver le temps pour «recharger» leurs propres batteries ; consacrer du temps à leurs propres besoins les aidera à demeurer une source de soutien et de force pour leurs proches. Des organisations existent pour les relayer dans les soins.

Sources de soutien social et émotionnel

Apprendre que l'on a un cancer du larynx ou tout cancer de la tête et du cou change vie de l'individu et la vie de ses proches. Ces changements peuvent être difficiles à accepter. Il est très important de chercher de l'aide afin de mieux faire face à l'impact psychologique et social du diagnostic.

Ce fardeau émotionnel comprend les préoccupations concernant le traitement et ses effets secondaires, les séjours hospitaliers et l'impact économique de la maladie, y compris les factures médicales. A cela se rajoutent les soucis de prendre soin de sa famille, de conserver son travail et de poursuivre ses activités quotidiennes.

Avoir des contacts avec d'autres laryngectomisés et des groupes de soutien de cancer de tête et de cou peut être très utile. Les visites à l'hôpital ou à domicile par des survivants du cancer apportent soutien et conseils pour faciliter son propre rétablissement. Les laryngectomisés et les survivants du cancer de la tête et du cou peuvent souvent fournir des conseils et donner l'exemple d'une guérison réussie et de la capacité à reprendre une vie pleine et enrichissante.

Les sources de soutien comprennent :

- les personnels hospitaliers (médecins, infirmières et orthophonistes) peuvent répondre aux questions sur le traitement, le travail ou d'autres activités.

- les travailleurs sociaux, les conseillers ou les membres du clergé peuvent être utiles si l'on souhaite partager ses sentiments ou ses préoccupations. Les travailleurs sociaux peuvent suggérer des ressources pour les aides financières, le transport, les soins à domicile et le soutien émotionnel.

- les groupes de soutien pour les laryngectomisés et d'autres personnes atteintes de cancer de la tête et du cou peuvent partager avec les patients et les membres de leur famille ce qu'ils ont appris au sujet du cancer. Ces groupes peuvent également offrir un soutien en personne, par téléphone ou sur Internet. Les personnels hospitaliers peuvent être en mesure d'aider à trouver des groupes de soutien.

Le site web de l'Association internationale de laryngectomisés fournit une liste d'associations locales de laryngectomisés aux États-Unis et au niveau international à https://www.theial.com . Pour la France, une liste d'associations de laryngectomisés se trouve à l'adresse web: http://www.mutiles-voix.com/ , pour la Belgique francophone à l'adresse: http://www.le-web.be/afmvb/ et pour le Canada francophone à l'adresse https://www.fqlar.qc.ca

Une liste complète des ressources potentielles et des groupes de soutien peut être trouvée à l'Addendum (page 145).

Quelques bénéfices à être laryngectomisé

Il y a aussi quelques "avantages" à être laryngectomisé, y compris :

- plus de ronflements,
- bonne excuse pour ne pas porter une cravate,
- ne pas sentir d'odeurs choquantes ou irritantes,
- moins de rhume,
- faible risque d'aspiration dans les poumons, et
- intubation plus facile à travers la stomie en cas d'urgence.

CHAPITRE 16 :

Utilisation des CT scans, de l'IRM et de la TEP dans le diagnostic et le suivi du cancer

La tomographie computerisée (CT), l'imagerie par résonance magnétique (IRM) et la tomographie par émission de positrons (TEP) sont des procédures d'imagerie médicale non invasive qui permettent de visualiser les structures internes du corps. Elles sont donc utilisées pour détecter le cancer, suivre sa progression et évaluer la réponse à la thérapie.

L'IRM peut être utilisée pour le diagnostic, le staging et la planification du traitement. La principale composante de la plupart des systèmes d'IRM est un grand aimant en forme de tube ou cylindre. Utilisant des ondes de radiofréquence non ionisantes, des aimants puissants et un ordinateur, cette technologie produit des images détaillées et transversales de l'intérieur du corps. Dans certains cas, des colorants de contraste sont utilisés pour rehausser certaines structures du corps. Ces colorants peuvent être injectés directement dans la circulation sanguine avec une aiguille et une seringue ou ils peuvent être avalés, selon la zone du corps étudiée. Avec l'IRM, il est possible de distinguer entre les tissus normaux et malades et de repérer précisément les tumeurs dans le corps. L'IRM est également utile pour détecter les métastases.

En outre, l'IRM offre un plus grand contraste entre les différents tissus mous du corps qu'un CT scan. Ainsi, l'IRM est particulièrement utile pour l'imagerie du cerveau, de la colonne vertébrale, du tissu conjonctif, des muscles et de l'intérieur des os. Pour effectuer le balayage le patient se trouve dans un grand dispositif qui crée le champ magnétique qui aligne l'aimantation des noyaux atomiques dans le corps.

Les tests IRM sont sans douleur. Certains patients signalent des sentiments d'anxiété légers à sévères et/ou d'une agitation pendant l'examen. Un sédatif léger peut être donné avant le test à ceux qui sont claustrophobes ou trouvent qu'il est difficile de rester immobile pendant de longues périodes de temps. Les appareils d'IRM sont assez bruyants. Porter des boules quies peut réduire l'effet du bruit.

Le CT est une procédure d'imagerie médicale qui utilise des rayons X transformés par ordinateur pour générer des images de tomographie ou "coupes" de zones spécifiques du corps du patient. Ces images transversales sont utilisées à des fins diagnostiques et thérapeutiques dans de nombreuses disciplines médicales. Un traitement de géométrie numérique est utilisé pour générer une image en trois dimensions de l'intérieur d'un site ou d'un organe du corps à partir d'un grand nombre d'images à rayons X bidimensionnelles prises autour d'un seul axe de rotation. Les colorants de contraste peuvent être utilisés pour illuminer certaines structures du corps.

Le scan TEP est un test d'imagerie en médecine nucléaire qui crée une image des processus métaboliques fonctionnels dans le corps. Il utilise une substance radioactive appelée "traceur" qui est administré par une veine pour rechercher la maladie dans le corps. Le traceur voyage à travers le sang et se concentre dans les organes et les tissus avec une activité métabolique élevée. Un seul scan TEP peut donner une image de la fonction cellulaire de l'ensemble du corps humain.

Alors qu'un scan TEP détecte une augmentation de l'activité métabolique quelle qu'en soit la cause, comme un cancer, une infection ou une inflammation, il n'est pas assez spécifique et ne peut donc pas les différencier. Cela peut conduire à une interprétation équivoque des résultats et peut créer une incertitude pouvant conduire à d'autres tests qui peuvent ne pas être nécessaires. En plus de la charge financière que cela peut causer, cela peut générer anxiété et frustration.

Il est également important de se rendre compte que ces tests ne sont pas parfaits et peuvent ne pas voir une petite tumeur (moins de 2 cm). Un examen physique approfondi doit également accompagner toute analyse.

Les scans TEP et CT sont souvent effectués dans la même session et sont exécutés par la même machine. Alors que le scan TEP démontre la fonction biologique de l'organisme, le CT Scan fournit des informations sur la localisation de l'augmentation de l'activité métabolique. En combinant ces deux modalités de scan, le radiologue peut mieux diagnostiquer et localiser un cancer existant.

La recommandation générale est de diminuer le nombre de scans avec le temps qui s'écoule depuis la fin du traitement. Généralement, le scan TEP/CT est effectué tous les trois à six mois au cours de la première année, puis tous les six mois au cours de la deuxième et puis annuellement pour le restant de la vie. Toutefois, ces recommandations ne sont pas basées sur des études et ne représentent que l'opinion ou le consensus entre spécialistes. D'autres scans sont effectués s'il y a des inquiétudes ou des constatations suspectes. Toutefois, lors de la programmation d'un scan TEP et/ou CT, tout avantage potentiel obtenu par cette information devrait être évalué contre tout effet nocif potentiel de l'exposition aux rayonnements ionisants et/ou aux rayons X. Parfois, les médecins n'ont pas besoin d'un scan TEP et ne demandent qu'un scan CT dédié à la zone en question. Un tel scan CT est souvent plus précis par rapport à un TEP/CT combinés.

Parfois le scan CT n'est pas interprétable, en particulier lorsque des travaux dentaires importants, tels que des amalgames, couronnes ou implants, interférent avec les rayons X utilisés pour créer l'image. Ne pas effectuer un scan CT évite au patient de recevoir une quantité substantielle de radiation. Au lieu de cela, une IRM de la zone peut être faite.

Lors de l'affichage des scans, les radiologues comparent les nouveaux scans aux anciens pour déterminer s'il y a eu des changements. Cela peut être utile pour déterminer s'il y a une nouvelle pathologie.

CHAPITRE 17 :

Soins urgents, réanimation cardio-pulmonaire et anesthésie

La voie aérienne chez les laryngectomisés et trachéotomisés

Les laryngectomisés et autres personnes qui ont une trachéotomie (personnes qui respirent par le cou) courent le risque accru de recevoir des soins d'urgence inadéquats lorsqu'ils éprouvent des difficultés respiratoires ou lorsqu'ils ont besoin de réanimation cardio-pulmonaire. Les services d'urgence et le personnel des services d'intervention médicale d'urgence ne reconnaissent souvent pas qu'un patient respire par un orifice cervical et ne savent pas comment administrer l'oxygène de façon adéquate. Ils peuvent, par erreur, essayer de ventiler l'oxygène par la bouche, alors qu'une ventilation par la stomie est indiquée. Cela peut mener à des conséquences désastreuses, privant le malade de l'oxygène nécessaire pour survivre.

Parmis le personnel médical nombre de personnes ne sont pas familières avec les soins des laryngectomisés parce que la laryngectomie est une procédure relativement rare. Actuellement, les cancers du larynx sont détectés et traités tôt. Une laryngectomie totale est généralement indiquée uniquement pour les tumeurs de taille importante ou pour les récidives. Il n'y a actuellement qu'environ 60 000 personnes qui ont subi cette procédure aux États-Unis et par conséquent, les urgentistes sont de moins en moins en contacts avec des laryngectomisés.

Cette section décrit les besoins spécifiques des laryngectomisés et des personnes respirant par le cou, explique les changements anatomiques après une laryngectomie, souligne comment les laryngectomisés parlent et comment les reconnaître, explique comment faire la distinction entre laryngectomie et trachéotomie et décrit les procédures et l'équipement utilisé en cas d'urgence.

Causes de la détresse respiratoire soudaine chez les laryngectomisés: La cause la plus commune pour une laryngectomie est le cancer du larynx ou du pharynx. Beaucoup de laryngectomisés souffrent également d'autres problèmes médicaux résultant de leur cancer et de son traitement qui inclut souvent radiothérapie, chirurgie et chimiothérapie. Les laryngectomisés ont également des difficultés à parler et doivent donc utiliser diverses méthodes pour communiquer.

La cause la plus fréquente de difficultés respiratoires soudaines chez les laryngectomisés est le blocage des voies aériennes en raison de l'aspiration d'un corps étranger ou d'un bouchon de mucus. Les laryngectomisés peuvent également souffrir d'autres problèmes médicaux, y compris de problèmes cardiaques, pulmonaires et vasculaires qui sont souvent liés à l'âge.

Laryngectomie totale: L'anatomie des laryngectomisés est différente de l'anatomie de ceux qui n'ont pas subi cette opération. Après une laryngectomie totale, le patient respire à travers une stomie (une ouverture de la trachée dans la peau du cou). Il n'y a plus de connexion entre la trachée et la bouche ou le nez (Figure 1). Les laryngectomisés peuvent être difficile à reconnaître parce que beaucoup couvrent leurs stomies, avec des couvertures en mousse, des foulards, ou d'autres vêtements. Beaucoup appliquent également un échangeur de chaleur et d'humidité (ECH) ou un dispositif mains libres (voir chapitre 9, page 63 et page 67) sur leur stomie.

Méthodes de communication utilisées par les laryngectomisés: Les laryngectomisés utilisent une variété de méthodes de communication (voir chapitre 6, page 43), y compris l'écriture, l'articulation silencieuse, le language des signes et les trois méthodes de parole qui sont la voix œsophagienne, la prothèse vocale via une fistule trachéo-œsophagienne et le larynx électronique (dispositif de larynx artificiel). Chacune de ces méthodes substitue la vibration générée par les cordes vocales avec une autre source tandis que la formation réelle des mots est exécutée, comme chez une personne normale, par la langue et les lèvres.

Différenciation entre laryngectomie et trachéotomie: Il est important pour le personnel médical de différencier une respiration exclusive par le cou (laryngectomie) d'une respiration partielle par le cou (trachéotomie) parce que leur gestion est différente. La trachée n'est pas reliée aux voies aériennes supérieures dans la laryngectomie et toute respiration se fait par le site de la trachéotomie. En revanche, bien qu'un site de trachéotomie soit présent dans les respirations partielles du cou, il y a toujours un lien entre la trachée et les voies aériennes supérieures (Figure 9). Bien que les trachéotomisés respirent principalement par leurs stomies, il se peut qu'une respiration par la bouche et le nez soit possible. L'importance de la respiration par les voies aériennes supérieures chez les trachéotomisés est donc variable.

Beaucoup de patients ayant une respiration partielle par le cou respirent par une canule de trachéotomie, qui peut dépasser de la stomie et est souvent attachée autour du cou. Ne pas reconnaître une respiration partielle par le cou peut entraîner un traitement inapproprié.

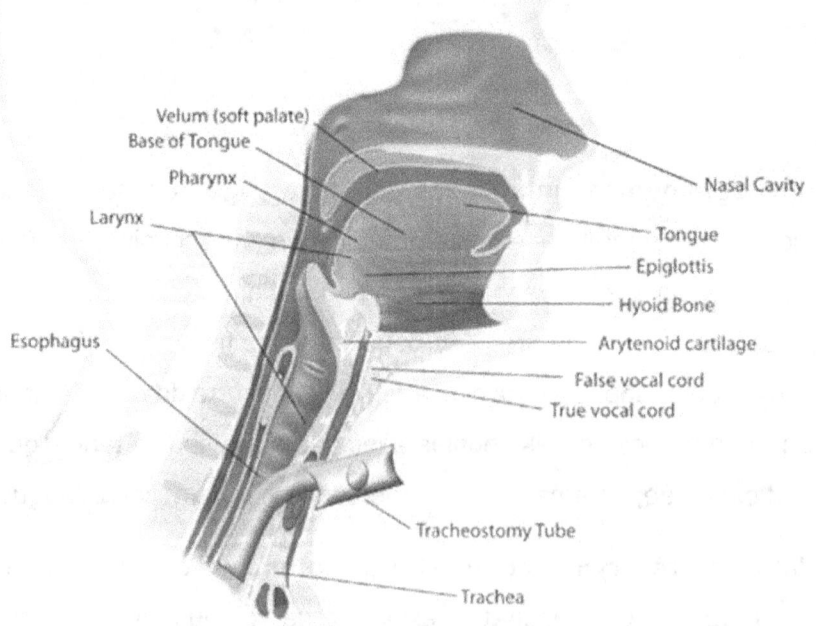

Figure 9: Anatomie d'une trachéotomie

Préparation lors d'urgence respiratoire: Les étapes pour rétablir une voie aérienne à travers une stomie du cou sont les suivantes:

- s'assurer que le patient ne répond pas,

- activer les services médicaux d'urgence,

- positionne la personne en soulevant les épaules,

- exposer le cou et enlever tout ce qui recouvre la stomie, comme un filtre ou une lingette, qui peut empêcher l'accès aux voies respiratoires,

- sécuriser les voies respiratoires dans la stomie et enlever tout ce qui bloque les voies respiratoires telles qu'un filtre ou un ECH,

- retirer tout mucus et sécrétions de la stomie.

Il n'est pas nécessaire de retirer les accessoires de la stomie à moins qu'ils ne bloquent les voies respiratoires. Les tubes de laryngectomie ou les boutons de stomie peuvent être enlevés avec précaution. La prothèse vocale ne doit pas être retirée, à moins qu'elle ne bloque les voies respiratoires, car elle n'interfère généralement pas avec la respiration ou l'aspiration trachéale. Si la prothèse est délogée, elle doit être retirée et remplacée par un cathéter pour empêcher le passage de liquides oro-pharyngés dans la trachée (aspiration), ainsi que la fermeture de la fistule. Pour nettoyer des bouchons de mucus, le tube trachéal peut soit être enlevé entièrement (parties externes et intérieures), soit être aspiré après instillation de 2 à 5 cc de solution saline stérile. La stomie doit être essuyée et aspirée. L'étape suivante est d'écouter les bruits de respiration au-dessus de la stomie. Si la canule de trachéotomie est bloquée, la poitrine risque de ne pas s'élever.

Si une canule de trachéotomie est utilisée pour la réanimation, elle doit être plus courte qu'une canule normale pour qu'elle puisse s'adapter à la longueur restante de la trachée. L'insertion du tube doit se faire délicatement, de manière à ne pas déloger la prothèse vocale. Cela peut nécessiter l'utilisation d'un tube trachéal d'un diamètre plus petit. Si le patient respire normalement, il doit être traité comme n'importe quel patient qui a perdu conscience. Si une administration prolongée d'oxygène est nécessaire, il devra être humidifié.

Il peut être difficile de détecter une pulsation de l'artère carotide dans le cou de certains laryngectomisés en raison de la fibrose post-radique. Chez certains patients ayant subi un transfert de tissu depuis l'avant-bras pour reconstruire les voies aéro-digestives, le pouls de l'artère radiale ne sera plus palpable.

Ventilation de laryngectomisés: La réanimation des laryngectomisés est généralement semblable à celle effectué sur les individus normaux avec une exception fondamentale - la ventilation et l'oxygène doivent être administrés par leur stomie. Cela peut être fait par une ventilation bouche-à-stomie ou en utilisant un masque à oxygène (masque pour nourrissons/jeunes enfants ou un masque adulte retourné à 90°) (Figures 10 et 11). Il est inutile d'essayer d'effectuer la ventilation par le bouche-à-bouche.

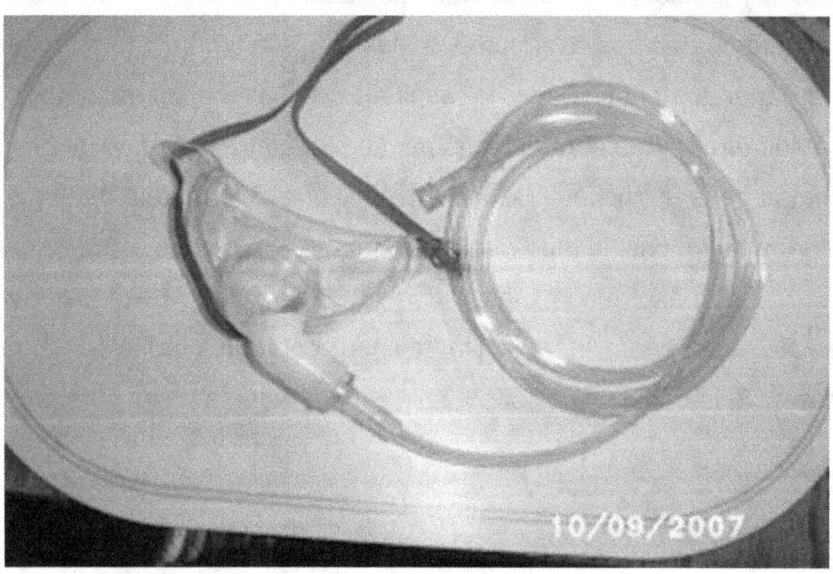

Figure 10: Masque d'oxygène

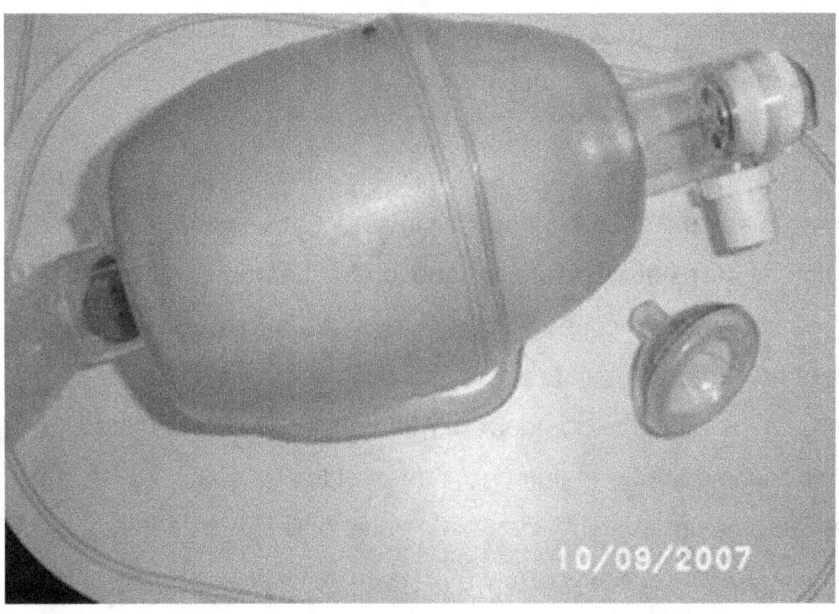

Figure 11: Masque d'enfant à valve utilisé dans la réanimation

Ventilation des trachéotomisés: Bien que les trachéotomisés inhalent et exhalent principalement par leur trachéotomie, une connexion entre leurs poumons et leur nez et bouche est très souvent présente. Par conséquent, l'air peut s'échapper de la bouche et/ou du nez, réduisant ainsi l'efficacité d'une ventilation par la trachéotomie. Ainsi, la bouche devrait être maintenue fermée et le nez bouché pour empêcher l'air de s'échapper. Cela peut être fait en tenant la bouche et le nez du patient hermétiquement fermés.

En conclusion : Le personnel des services d'urgence et des ambulances devra être vigilant pour reconnaitre ceux qui ne respirent pas par la bouche et le nez. Les connaissances des prestataires de soins dans les collectivités peuvent varier et beaucoup ne sont pas familiers avec la prise en charge de patients respirant par le cou, bien que ceci soit enseigné pendant les cours de réanimation. Il est essentiel que le personnel médical apprenne à identifier les patients respirant par le cou et à différencier les laryngectomisés des trachéotomisés. Une bonne administration de l'oxygène et de la ventilation à travers la stomie ainsi que les détails spécifiques à la réanimation des patients respirant par le cou doivent être régulièrement pratiqués. La communauté médicale et des ambulanciers doit maintenir leurs connaissances sur le traitement approprié des patients laryngectomisés et trachéotomisés afin que des soins efficaces soient fournis à ces personnes dans des situations d'urgences.

Les problèmes respiratoires propres aux patients respirant par le cou comprennent les bouchons de mucus et l'aspiration de corps étrangers. Bien que les trachéotomisés inhalent et exhalent principalement par leurs stomies, une connexion entre leurs poumons, leur nez et leurs bouches est le plus souvent présente. En revanche, il n'y a pas de lien de ce genre chez les laryngectomisés. Les patients respirant par le cou doivent être ventilés à travers leurs sites de trachéotomie. Cependant, la bouche doit être maintenue fermée et le nez bouché chez les trachéotomisés pour empêcher l'air de s'echaper. Un masque à valve pour nourrissons ou tout-petits doit être utilisé pour ventiler à travers la stomie.

Assurer des soins d'urgence adaptés aux patients laryngectomisés et trachéotomisés

Les patients respirant par le cou ont à un risque élevé de recevoir une thérapie inappropriée lors d'urgences médicales en liaison avec des difficultés respiratoires.

Les patients respirant par le cou peuvent prévenir ces problèmes en:

- portant un bracelet qui les identifie comme respirant par le cou,

- ayant sur eux une liste décrivant leurs conditions médicales, leurs médicaments, les noms de leurs médecins et leurs coordonnées,

- plaçant un autocollant à l'intérieur de leurs fenêtres de voiture les identifiant comme laryngectomisés et contenant les informations sur les soins à faire en cas d'urgence,

- plaçant une note sur leur porte d'entrée les identifiant comme respirant par le cou,

- utilisant un électrolarynx pour permettre la communication même en cas d'urgence - ceux qui utilisent une prothèse vocale peuvent ne pas être en mesure de parler parce que leur ECH pourrait être enlevé,

- informant les services d'urgence locaux, les pompiers et la police locale qu'ils respirent par le cou et qu'ils pourraient ne pas pouvoir parler lors d'une urgence,

- veillant à ce que le personnel médical des services d'urgence locaux puisse les reconnaître et les traiter comme respirant au niveau du cou.

Il appartient aux laryngectomisés d'être vigilants et d'accroître la sensibilisation du personnel médical et des ambulanciers de leur région. Cela peut être une tâche permanente, puisque les connaissances des prestataires de soins peuvent varier et changer avec le temps.

Une vidéo expliquant les méthodes nécessaires pour administrer les soins respiratoires urgents aux laryngectomisés peut être consultée à http://bit.ly/2Snz2Xe

Subir une procédure ou une intervention chirurgicale en tant que laryngectomisé

Subir une procédure (par ex. une coloscopie) par sédation ou une chirurgie par anesthésie locale ou générale peut poser problème pour les laryngectomisés.

Malheureusement, la majorité du personnel médical s'occupant des laryngectomisés avant, pendant et après la chirurgie n'est pas familier avec leur anatomie unique, la façon dont ils parlent, et la gestion de leurs voies respiratoires pendant et après la procédure ou l'opération. Il s'agit notamment des infirmier(e)s, des techniciens médicaux, des chirurgiens et même de sanesthésistes.

Il est donc souhaitable que les laryngectomisés expliquent leurs anatomie et besoins spécifiques à l'avance à ceux qui vont les traiter. L'utilisation d'illustrations ou d'images explicatives est utile. Ceux qui ont des prothèses vocales doivent mointrer à l'anesthésiste leur stomie afin qu'ils comprennent sa fonction et être averti de ne pas l'enlever. Il est utile de montrer à l'anesthésiste la vidéo qui illustre la façon de ventiler ceux qui respirent par le cou (disponible à l'adresse: http://bit.ly/2Snz2Xe).

Le personnel médical doit comprendre qu'un individu avec une laryngectomie totale n'a aucun lien existant entre le pharynx et la trachée, et donc la ventilation et l'aspiration des voies aériennes doivent être faites par la stomie, et non par le nez ou la bouche.

Lors d'une procédure avec sédation ou d'une chirurgie sous anesthésie locale il est difficile, voir impossible, pour un laryngectomisé de parler avec une prothèse vocale ou un électrolarynx. Ceci est du au fait que la stomie est couverte par un masque à oxygène et que les mains du patient sont généralement attachées. Cependant, les personnes qui utilisent la parole œsophagienne peuvent communiquer tout au long de la procédure ou de la chirurgie effectuée sous anesthésie locale.

Il est important de discuter de ses besoins spécifiques avec l'équipe médicale avant une intervention chirurgicale. Cela peut exiger de répéter plusieurs fois la même chose, d'abord aux chirurgiens, puis à l'anesthésiste durant l'évaluation pré-chirurgicale, et enfin le jour de la chirurgie à l'équipe d'anesthésie qui va effectivement être dans la salle d'opération. Pour chaque procédure médicale ou intervention chirurgicale sous anesthésie locale, on peut se mettre d'accord avec l'anesthésiste sur la façon de lui notifier une douleur ou la nécessité d'être aspiré. Les signaux de main, les hochements de tête, la lecture labiale ou les sons produits par voix œsophagienne rudimentaire peuvent être utiles. Utiliser ces suggestions pourrait permettre aux laryngectomisés d'obtenir des soins appropriés.

Réanimation cardio-pulmonaire (RCP) : nouvelles directives

Les nouvelles directives de réanimation (2010) de l'American Heart Association ne demandent que des compressions cardiaques ; le bouche-à-bouche n'est plus nécessaire. Le but principal de ces nouvelles directives est d'inciter plus de gens à faire des réanimations. Beaucoup de gens évitent le bouche-à-bouche lors d'une RCP parce qu'ils se sentent gênés de souffler dans la bouche ou le nez de quelqu'un. L'objectif de ces nouvelles lignes directrices est qu'il est préférable d'utiliser seulement la méthode de compressions thoraciques plutôt que de ne rien faire.

Une vidéo officielle qui montre comment faire une RCP en utilisant seulement ses mains est disponible sur : http://www.youtube.com/watch?v=zSgmIedxFe8

Comme les laryngectomisés ne peuvent pas administrer la ventilation bouche-à-bouche, les anciennes lignes directrices les avaient exclus de la partie respiratoire de la réanimation. Puisque les nouvelles directives ne demandent plus de ventilation bouche-à-bouche, les laryngectomisés peuvent maintenant délivrer une réanimation cardio-respiratoire Cependant, quand c'est possible, l'ancienne méthode de RCP, utilisant à la fois la ventilation des voies respiratoires et les compressions cardiaques devrait être utilisée. Cela est dû au fait que la méthode des "seuls compressions thoraciques" ne permet pas la survie de quelqu'un pendant une longue période en l'absence d'aération des poumons.

Les laryngectomisés qui nécessitent une réanimation RCP peuvent aussi avoir besoin d'une ventilation respiratoire. Une des causes fréquentes de problèmes respiratoires chez les laryngectomisés est l'obstruction des voies aériennes due à un bouchon de mucus ou à un corps étranger. Leurs élimination peut être essentielle. La réanimation bouche-à-stomie est importante et est relativement plus facile à donner que le bouche-à-bouche traditionnel.

Les laryngectomisés qui respirent à travers un ECH et exécutent une réanimation cardio-respiratoire sur une personne qui a besoin de réanimation peuvent devoir enlever temporairement leur ECH. Ceci permettra aux laryngectomisés d'inhaler plus d'air quand ils devront donner jusqu'à 100 compressions cardiaques par minute.

CHAPITRE 18 :

Voyager en étant que laryngectomies

Voyager en tant que laryngectomisé peut être difficile. Le voyage peut mener le voyageur dans des endroits peu familiers, loin de son environement confortable et usuel. Les laryngectomisés peuvent avoir besoin de prendre soin de leurs voies respiratoires dans des endroits inconnus. Voyager exige habituellement de planifier à l'avance afin que l'essentiel soit disponible pendant le voyage. Il est important de continuer à prendre soin de ses voies respiratoires et d'autres problèmes médicaux tout en voyageant.

Prendre soin de ses voies aériennes en avion

Prendre un vol (surtout un long vol) sur une compagnie aérienne commerciale présente de nombreux défis. Plusieurs facteurs peuvent entraîner une thrombose veineuse profonde. Ces derniers comprennent notamment la déshydratation (en raison de la faible humidité de l'air de la cabine à haute altitude), la faible pression d'oxygène à l'intérieur de l'avion et l'immobilité du passager. Ces facteurs, lorsqu'ils sont combinés, peuvent causer un caillot de sang dans les jambes qui, lorsqu'il est délogé, peut circuler dans le sang et atteindre les poumons où il peut causer une embolie pulmonaire. C'est une complication grave et une urgence médicale.

En outre, la faible humidité de l'air peut dessécher la trachée et conduire à des bouchons de mucus. Le personnel de cabine est typiquement peu familier avec la façon de fournir de l'air à un laryngectomisé, c.a.d. insufler l'air dans la stomie et non dans la bouche ou le nez.

Les mesures suivantes peuvent être prises pour prévenir des problèmes eventuels :
- boire au moins 200 ml d'eau toutes les deux heures que ce soit dans l'avion ou à terre,

- éviter les boissons alcoolisées et la caféine parce qu'elles déshydratent,

- porter des vêtements amples,

- éviter de croiser les jambes lorsqu'on est assis car cela peut réduire le flux sanguin dans les jambes,

- porter des chaussettes de compression,

- si l'on a un risque de thrombose élevé, demander à son médecin s'il faut prendre de l'aspirine avant de voler pour inhiber la coagulation sanguine,

- effectuer des exercices pour les membres inférieurs et se mettre debout et marcher chaque fois que cela est possible pendant le vol,

- réserver un siège dans une rangée de sortie ou un siège d'allée qui permet une plus grande place pour les jambes,

- communiquer par écrit avec les agents de bord si le bruit pendant le vol rend la parole difficile,

- insérer une solution saline dans la stomie périodiquement pendant le vol pour garder la trachée humide,

- ranger ses fournitures médicales, y compris celles pour les soins de sa stomie et un électrolarynx dans un endroit accessible dans les bagages à main (le matériel et les fournitures médicales sont autorisés à bord, comme un sac de transport supplémentaire),

- recouvrir la stomie d'un échangeur de chaleur et d'humidité (ECH) ou d'une lingette humide pour fournir de l'humidité, et

- informer les agents de bord que l'on est un(e) laryngectomisé.

Ces mesures rendent les voyages aériens plus faciles et plus sûrs pour les laryngectomisés et les trachéotomisés.

Quelles fournitures doivent être transportées en voyage ?

Lorsque vous voyagez, il est utile de transporter dans un sac séparé toutes ses fournitures pour le soin des voies aériennes et ses médicaments. Le sac doit être emmené à bord et son accès doit rester facile.

Nous suggérons d'inclure les éléments suivants dans le sac:

• un résumé des médicaments pris régulièrement, une liste des diagnostics médicaux, les noms et les coordonnées des médecins et autres prestataires médicaux, les références d'un orthophoniste ou d'un logopédiste et des ordonnances pour ses médicaments,

• une preuve d'assurance médicale et dentaire,

• une provision de médicaments pris régulièrement,

• des mouchoirs en papier,

• des pincettes, un miroir, une lampe électrique (avec piles supplémentaires),

• un tensiomètre (pour ceux qui sont hypertendus),

• des cartouches de solution saline,

• du matériel pour placer le dispositif ECH (alcool, collerette collante, colle),

• un approvisionnement en dispositifs et valves ECH,

• un électrolarynx (avec une batterie supplémentaire), même par ceux qui utilisent une prothèse vocale, peut être utile dans le cas où l'on ne peut pas parler,

• un amplificateur vocal, si nécessaire, avec des batteries supplémentaires ou un chargeur de batterie.

Les personnes qui utilisent une prothèse vocale doivent également apporter ce matériel :

- une brosse et une pipette de rinçage pour nettoyer sa prothèse vocale trachéo-œsophagienne,

- un dispositif ECH mains libres et une prothèse vocale supplémentaires,

- un cathéter (Foley) rouge pour placer dans la fistule trachéo-œsophagienne si la prothèse vocale est délogée.

La quantité d'articles à emporter dépend de la durée du voyage. Il peut être utile d'avoir les coordonnées d'un orthophoniste/logopédiste et de médecins dans les endroits où l'on voyage.

Préparation d'un kit avec information et matériel essentiels

Les laryngectomisés peuvent avoir besoin de recevoir des soins médicaux urgents et non urgents dans un hôpital ou un autre établissement médical. En raison de leur difficulté à communiquer avec le personnel médical et à fournir des informations, particulièrement en situation de détresse, il est utile de préparer un dossier avec les informations importantes. En outre, il est utile de porter un kit contenant les articles et fournitures nécessaires pour maintenir sa capacité à communiquer et à prendre soin de sa stomie. Le kit doit être conservé à un endroit facilement accessible en cas d'urgence.

Le kit doit contenir les éléments suivants :

- un résumé actualisé des antécédents médicaux et chirurgicaux, des allergies et des diagnostics,

- une liste actualisée des médicaments pris et des résultats de toutes les procédures, examens radiologiques, analyses et tests de laboratoire. Ceux-ci peuvent être placés sur un disque ou un lecteur USB,

- l'information et la preuve d'une couverture d'assurance médicale,

- les coordonnées (téléphone, courriel, adresse) du (des) médecin(s), orthophoniste ou logopédiste, membres de la famille et ami(s) du laryngectomisé,

- une figure ou un dessin d'une vue de côté du cou qui explique l'anatomie des voies aériennes supérieures d'un laryngectomisé et, le cas échéant, où se trouve la prothèse vocale,

- un bloc-notes et un stylo,

- un électrolarynx avec des piles supplémentaires (même pour ceux qui utilisent une prothèse vocale),

- une boîte de mouchoirs en papier,

- une petite quantité de solution saline, filtres et boîtier ECH, et les fournitures nécessaires pour les appliquer et les enlever (ex. alcool, brosse, pipette de rinçage),

- pincettes, miroir, une lamope torche (avec des piles supplémentaires).

Avoir ces articles à sa disposition en cas d'urgence ou pour des soins réguliers est important, voire critique.

Addendum

Ressources utiles :

American cancer society – information sur les cancers de la tête et cou:
http://www.cancer.gov/cancertopics/types/head-and-neck/

United Kingdom cancer support site on head and neck cancer:
https://www.macmillan.org.uk/information-and-support/larynx-cancer

International Association of Laryngectomees at: https://www.theial.com/

Oral Cancer Foundation at: http://oralcancerfoundation.org/

Mouth Cancer Foundation at: http://www.mouthcancerfoundation.org/

Support for People with Oral and Head and Neck Cancer at: http://www.spohnc.org/

Un site qui contient des liens utiles pour laryngectomisés et autre cancers de la tête et cou:
http://www.bestcancersites.com/laryngeal/

Head and Neck Cancer Alliance at: http://www.headandneck.org/

Head and Neck Cancer Alliance Support Community at:

http://www.inspire.com/groups/head-and-neck-cancer-alliance/

WebWhispers at: http://www.webwhispers.org/

Self Help for Laryngectomee book by Edmund Lauder:
https://www.inhealth.com/product_p/ta5000.htm

My Voice - Itzhak Brook MD information Website at: http://dribrook.blogspot.com

Brook I. My Voice: A Physician's Personal Experience with Throat Cancer. Createspace, Charleston SC, 2009. ISBN:1-4392-6386-8 https://www.amazon.com/My-Voice-Physicians-Personal-Experience/dp/1439263868

Groupes de laryngectomisés sur Facebook:

Throat and Oral Cancer Survivors

Laryngectomy Support

Survivors of Head and Neck Cancer

Larynx laryngeal Cancer Information and Support

Support for People with Oral and Head and Neck Cancer (SPOHNC)

Liste des fournisseurs principaux de matériel pour laryngectomisé:

Atos Medical: http://www.atosmedical.us/

Bruce Medical Supplies: http://www.brucemedical.com/ Fahl Medizintechnik: http://www.fahl-medizintechnik.de/ Griffin Laboratories: http://www.griffinlab.com/

Ceredas : http://www.ceredas.com/

InHealth Technologies: http://store.inhealth.com/

Lauder The Electrolarynx Company: http://www.electrolarynx.com/ Luminaud Inc.: http://www.luminaud.com/

Romet Electronic larynx: http://www.romet.us/

Ultravoice: http://www.ultravoice.com/

A propos de l'auteur

Le Dr Itzhak Brook est un médecin spécialisé en pédiatrie et en maladies infectieuses. Il est professeur de pédiatrie à l'Université de Georgetown à Washington D.C. et ses domaines d'expertise sont les infections anaérobies de la tête et du cou, y compris la sinusite. Il a fait des recherches approfondies sur les infections des voies respiratoires et les infections après l'exposition aux radiations ionisantes. Dr Brook a servi dans la marine américaine pendant 27 ans. Il est l'auteur de six livres médicaux, 150 chapitres de livres médicaux et plus de 750 publications scientifiques. Il est rédacteur en chef de 3 revues médicales et rédacteur en chef associé de 4 revues médicales. Dr Brook est l'auteur de "Ma voix - l'expérience personnelle d'un médecin avec le cancer de la gorge" et de "Dans les sables du Sinaï - le récit d'un médecin de la guerre de Yom-Kippour". Il est membre du Conseil d'administration de la Head and Neck Cancer Alliance. Dr. Brook est le récipiendaire du prix de la Conférence d'Ethique Médicale J. Conley 2012 de l'Académie Américaine d'Oto-Rhino-Laryngologie et de Chirurgie Cervico-Faciale. Le Dr Brook a été diagnostiqué avec un cancer de la gorge en 2006.